Rheumatische Erkrankungen und Schwangerschaft
Ein Ratgeber für die Praxis

d|u|p

Bibliografische Information der Deutschen Nationalbibliothek
Die Deutsche Nationalbibliothek verzeichnet diese Publikation in der
Deutschen Nationalbibliografie; detaillierte bibliografische Daten sind
im Internet über http://dnb.dnb.de abrufbar.

© düsseldorf university press, Düsseldorf 2016
http://www.dupress.de
Satz, Layout und Umschlaggestaltung: Hannah Reller
Herstellung: docupoint GmbH, Barleben
Der Fließtext ist gesetzt in Adobe Garamond Pro
ISBN 978-3-95758-035-1

Rebecca Fischer-Betz und Christof Specker

Rheumatische Erkrankungen und Schwangerschaft

Ein Ratgeber für die Praxis

d|u|p

Inhaltsverzeichnis

1. Vorwort 9
2. Allgemeine Hinweise zur Schwangerschaft bei entzündlich-rheumatischen Erkrankungen 11
3. Rheumatoide Arthritis 13
4. Spondyloarthritis 17
5. Systemischer Lupus erythematodes 21
6. Antiphospholipid-Syndrom 33
7. Sjögren-Syndrom 39
8. Systemsklerose 41
9. Systemische Vaskulitiden 45
10. Medikamentöse Therapie in der Schwangerschaft 49
11. RHEKISS Schwangerschaftsregister 93
12. Literatur 97

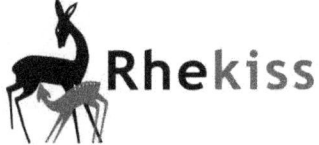

Hinweis

Die Informationen und Empfehlungen in diesem Buch sind von den Autoren nach bestem Wissen, klinischer Erfahrung sowie nach aktuellem Kenntnisstand der wissenschaftlichen Publikationen und Kongressbeiträge sorgfältig zusammengestellt worden. Dennoch können fehlerhafte Angaben oder Konstellationen nicht ganz ausgeschlossen werden und die medizinisch-wissenschaftlichen Erkenntnisse unterliegen einer ständigen Entwicklung. Die Autoren können daher keinerlei Haftung für etwaige Personen- oder Sachschäden übernehmen, die durch einen Rückgriff auf die enthaltenen Informationen entstehen.

Abkürzungsverzeichnis

aβ2GP1	Beta2Glycloprotein-1 Ak	FSH	Follikel-stimulierendes Hormon
ACE	Angiotensin-Converting-Enzym	GC	Glukokortikoide
aCL	Anticardiolipin-Antikörper	GnRH	Gonadotropin-Releasing-Hormon
AK	Antikörper	HCQ	Hydroxychloroquin
AMH	Anti-Müller-Hormon	HELLP	Syndrom aus Hämolyse, erhöhten Leberwerten und Thrombozytopenie
aPL	Antiphospholipidantikörper		
APS	Antiphospholipid-Syndrom	HIT	Heparin induzierte Thrombozytopenie
ASS	Acetyl-Salicylsäure		
AV	atrio-ventrikulär	HWZ	Halbwertszeit
AZA	Azathioprin	ICSI	intrazytoplasmatische Spermieninjektion
BSG	Blutsenkungsgeschwindigkeit		
cAVB	congenitaler atrio-ventrikulärer Block	IVF	in vitro Fertilisation
		IVIG	intravenöse Immunglobuline
CCP	cyclische, citrullinierte Peptide	LA	Lupusantikoagulans
CK	Creatinkinase	LAI-P	Lupus Activity Index in Pregnancy
Cox-II	Cyclooxygenase II	LDH	Lactatdehydrogenase
CQ	Chloroquin	LMWH	niedermolekulares Heparin
CRP	C-reaktives Protein	MMF	Mycophenolatmofetil
CSA	Ciclosporin	MTX	Methotrexat
DNS	Desoxyribonukleinsäure	NLS	neonatales Lupus-Syndrom
ENA	extrahierbare nukleäre Antigene	NMH	niedermolekulares Heparin
EULAR	European League Against Rheumatism	NSAR	Nicht Steroidale Antiphologistika, nichtsteroidale Antirheumatika
FCV	forcierte Vitalkapazität	PAH	pulmonalarterielle Hypertonie
FDA	U.S. Food and Drug Administration	PAP	pulmonal-arterieller Druck
		PDA	Periduralanästhesie
FMF	Familiäres Mittelmeerfieber	RA	rheumatoide Arthritis

SLE	systemischer Lupus erythematodes
SLEDAI	SLE Disease Activity Index
SLEPDAI	SLE-Pregnancy-Disease Activity Index
SpA	Spondyloarthritis
SSW	Schwangerschaftswoche
TVT	tiefe Venenthrombose
UFH	unfraktioniertes Heparin

1. Vorwort

Frauen mit entzündlich-rheumatischen Erkrankungen erfüllen sich weiterhin seltener ihren Kinderwunsch als andere Frauen. Das liegt unter anderem an unzureichenden oder auch widersprüchlichen Informationen zu den Risiken von Schwangerschaften und einer medikamentösen Therapie für Mutter und Kind. Oft ist eine Therapie dauerhaft notwendig und trägt überhaupt erst dazu bei, dass sich eine Frau gesund genug fühlt, um eine Schwangerschaft einzugehen und ein Kind zu versorgen. Ein zunehmendes Verständnis zum Verlauf rheumatischer Erkrankungen in der Schwangerschaft erlaubt heute eine optimierte und individuelle Einschätzung bereits vor Konzeption.

Unsere Zusammenstellung an Informationen kann und möchte das fachkundige Gespräch mit der individuellen Einschätzung von einzelnen Patientinnen nicht ersetzen, sondern soll hierfür Hilfestellung geben und die Beratungskompetenz im Alltag stärken.

Wir danken Matthias Schneider für seine großzügige Unterstützung unseres Projektes, Jan Krüssel für die Bildvorlage, die der Gestaltung des Covers diente, und Lisa Laubenthal für ihr geübtes Auge beim Korrekturlesen.

Düsseldorf, im Juli 2016   Priv.-Doz. Dr. med. Rebecca Fischer-Betz
                                                Prof. Dr. med. Christof Specker

2. Allgemeine Hinweise zur Schwangerschaft bei entzündlich-rheumatischen Erkrankungen

Idealerweise sollte eine Schwangerschaft bei Rheumapatientinnen vorbereitet sein und in Zusammenarbeit mit dem Gynäkologen/Geburtshelfer begleitet werden. Berücksichtigen muss man bei der Planung einer Schwangerschaft insbesondere die Art und Schwere der rheumatischen Erkrankung und evtl. vorhandene Komorbiditäten. Eine Hypertonie muss sorgfältig eingestellt sein. Gleiches gilt für einen Diabetes mellitus, bei dem die Zusammenarbeit mit einem Diabetologen erfolgen sollte. Eine Schilddrüsenerkrankung (Hypo- oder Hyperthyreose) sollte vor Konzeption ausgeschlossen bzw. behandelt werden.

Grundsätzlich ist im Rahmen einer Schwangerschaft und postpartal das Thromboserisiko erhöht. Zusätzlich wird dieses Risiko von einer aktiven entzündlichen Erkrankung beeinflusst. Es sollte daher individuell in Abhängigkeit von der Grunderkrankung, deren Aktivität, der Anwesenheit weiterer Risikofaktoren (z. B. Body Mass Index > 30, Immobilität) entschieden werden, ob und wie lange eine Thromboseprophylaxe mit niedermolekularem Heparin (NMH) erfolgen sollte. Auch hierbei ist eine interdisziplinäre Kommunikation mit den Gynäkologen/Geburtshelfern und ggf. Hämostaseologen sinnvoll.

Daneben ist eine sorgfältige Überprüfung und möglicherweise Anpassung der antirheumatischen Therapie notwendig. Ausschlaggebend für den Verlauf der Schwangerschaft sind eine gute Kontrolle der Krankheitsaktivität und die interdisziplinäre Zusammenarbeit. Der aktuelle Wissensstand zeigt, dass Frauen mit einer gut eingestellten Erkrankung höhere Fertilitätsraten aufweisen, weniger Erkrankungsschübe und Komplikationen in der Schwangerschaft oder Wochenbett erleben und mehr gesunde und normalgewichtige Kinder bekommen.

3. Rheumatoide Arthritis

3.1 Fertilität

Die Fertilität ist bei Patientinnen mit rheumatoider Arthritis (RA) leicht reduziert (Infertilitätsraten bis 25 %, Normalbevölkerung: um 15 %) [1]. Die Zeitdauer bis zum Eintritt einer erwünschten Konzeption ist im Vergleich zu gesunden Frauen häufiger verlängert (> 1 Jahr) [2]. Es gibt Hinweise darauf, dass eine gesteigerte RA-Aktivität, höhere Prednison-Dosen und die regelmäßige Einnahme von nichtsteroidalen Antirheumatika (NSAR) einen negativen Einfluss auf die Dauer bis zur Konzeption haben [3]. Daneben kann Subfertilität eine Rolle spielen, beispielsweise durch eine erschwerte Sexualität durch Schmerzen.

3.2 Aktivität der RA in der Schwangerschaft und postpartal

Die Aktivität der RA wird durch eine Schwangerschaft eher günstig beeinflusst. Die Besserung tritt dabei meist bereits im ersten Trimenon ein. Die Häufigkeit der Besserung scheint allerdings nicht so hoch zu sein wie man früher annahm. Innerhalb einer prospektiven Studie trat eine Remission nur bei einem Drittel der Frauen in der Gravidität ein und nur bei der Hälfte der Frauen mit moderater Aktivität zum Zeitpunkt der Konzeption kam es zu einer Verbesserung [4]. Ein Risiko für eine fortbestehende aktive Erkrankung in der Schwangerschaft haben vor allem Frauen mit seropositiver (Rheumafaktor und/oder CCP-positiver) RA und Frauen mit aktiver Erkrankung bei Konzeption [5]. Nach der Entbindung kommt es bei den meisten Frauen innerhalb eines halben Jahres zu einer Erkrankungsaktivierung, unabhängig von einer Seropositivität [6, 7]. Bei aktiver Arthritis in der Schwangerschaft oder Stillzeit, insbesondere der unteren Extremität mit immobilisierender Auswirkung (z. B. Gonarthritis) sollte individuell eine Thromboseprophylaxe mit Heparin in Erwägung gezogen werden.

3.3 Häufigkeit von Schwangerschaftskomplikationen

Im Vergleich zu gesunden Frauen haben RA-Patientinnen etwas mehr Schwangerschaftskomplikationen. So ist die Rate an hypertensiven Erkrankungen, Präeklampsien, Wachstumsverzögerungen, Frühgeburten und Kaiserschnittentbindungen etwa verdoppelt [8, 9]. Die Zahl an Aborten ist im Vergleich zu Frauen in der Normalbevölkerung nicht oder nur leicht erhöht [10, 11]. Frühgeburten (vor der 37. Gestationswoche) wurden gehäuft bei Frauen mit schwerer RA beschrieben (definiert als ein HAQ Disability Index (HAQ-DI) > 0,5) [12]. Zudem sind Frühgeburten mit der Einnahme höherer Glukokortikoid-Dosen (z. B. 10–15 mg/d über mehrere Wochen) in der Schwangerschaft assoziiert [14]. Innerhalb einer retrospektiven Untersuchung von 46 RA Schwangerschaften wurden Frühgeburten bei 28 % beschrieben. Das Absetzen einer Basistherapie aufgrund der Schwangerschaft war signifikant mit einem früheren Gestationsalter bei Entbindung assoziiert (p = 0.022) [13]. Babys von Frauen mit einer aktiven RA in der Schwangerschaft haben häufiger ein niedrigeres Geburtsgewicht als Kinder von Müttern mit inaktiver Erkrankung [14]. Ursache könnten neben der RA-Aktivität selbst auch höhere Glukokortikoid-Dosen sein, da diese bekanntermaßen das Risiko für eine fetale Wachstumsrestriktion erhöhen. Kaiserschnittentbindungen sind bei Frauen mit RA etwa doppelt so häufig [15]. Grundsätzlich spricht jedoch nichts gegen eine Geburt auf natürlichem Weg, wenn die Erkrankung gut eingestellt ist und z. B. keine Einschränkung der Hüftgelenkbeweglichkeit besteht.

3.4 Stillen

Das Risiko für einen postpartalen Schub ist hoch (zwischen 40 und 100 % in den ersten 6 Monaten nach der Entbindung) [4, 6, 7]. Eine Korrelation mit dem Stillen und der postpartalen Krankheitsaktivität wurde in den meisten Studien nicht beschrieben. Grundsätzlich würde man einer RA-Patientin somit nicht vom Stillen abraten. Das frühzeitige Einsetzen einer mit dem Stillen kompatiblen Therapie ist zur Reduktion des Schubrisikos sinnvoll (siehe 26).

3.5 Kindliche Prognose

Es gibt etwas häufiger Kinder mit niedrigerem Geburtsgewicht, vor allem bei Frauen mit aktiver RA in der Schwangerschaft [14, 16, 17]. Eine aktive RA der Mutter in der Schwangerschaft war in einer Studie assoziiert mit schnellerem postnatalen Aufholwachstum der Kinder, was gesundheitliche Folgen im späteren Lebensalter haben kann (kardiovaskulärer und metabolischer Risikofaktor) [18, 19].

Tabelle 1: Checkliste zur Schwangerschaftsplanung bei Rheumatoider Arthritis

Vor Konzeption	
allgemein	Alter? Gynäkologische Vorerkrankungen? (Fertilität?) (Fertilität des Partners?) Vorangegangene Schwangerschaften bzw. Schwangerschaftskomplikationen? Begleiterkrankungen? (Hypertonie, Diabetes, Schilddrüsenerkrankung) etc. → interdisziplinäre Zusammenarbeit mit Frauenarzt, Nephrologen, Diabetologen etc.) Nikotin? (Stopp!) Impfungen? (ist z. B. Rötelnschutz vorhanden? → Frauenarzt) Folsäure 0.4 µg/d 4–12 Wochen vor geplanter Konzeption Vitamin D Substitution (400–1000 IE/d) (ggf. Spiegel bestimmen)
RA-spezifisch	Klinisch: Schwere der Erkrankung? Aktivität? Aktuelle medikamentöse Therapie: Kontraindikationen? → Umstellung (siehe Kapitel 10) Labor: BSG/CRP, Blutbild inkl. Thrombozyten, Kreatinin/Kreatininclearance, Urin-status. Wenn nicht bekannt: Rheumafaktor, CCP-AK, ENA-AK (SS-A/SS-B-AK), Antiphospholipid-AK
In der Schwangerschaft	
	Rheumatologische Kontrollen in Abhängigkeit von der Schwere und Aktivität der RA. Empfehlenswert ist ein Termin im 2. und 3. Trimenon sowie 6–12 Wochen postpartal. Überprüfung der Aktivität Überprüfung/Anpassung der Therapie Planung der Geburt (zusammen mit Geburtshelfer) ggf. Klärung der Möglichkeit zu stillen (Therapie?) Gynäkologische Kontrollen: Ersttrimesterscreening (11.–14. SSW) und ausführlicher Organultraschall um die 20. SSW (siehe Tabelle 18), zusätzliche Ultraschalluntersuchungen in Abhängigkeit vom Verlauf

4. Spondyloarthritis

4.1 Fertilität

Es gibt keine Hinweise auf eine krankheitsbedingt eingeschränkte Fertilität bei den Spondyloarthritiden (SpA) [19].

4.2 Aktivität der SpA während der Schwangerschaft und postpartal

Die (insgesamt spärliche) Literatur zum Verlauf von Schwangerschaften bei Frauen mit SpA beschreibt bei etwa 25 % eine Verschlechterung, bei 25 % eine Verbesserung und bei 50 % keine Veränderung der Krankheitsaktivität [21, 22]. Die Erkrankung bleibt aufgrund von Rückenschmerzen und Steifigkeit allerdings oft therapiebedürftig. Das muss man vor allem bei Frauen bedenken, die mit Biologika behandelt werden und nach deren Absetzen in der Schwangerschaft Aktivierungen erleben! In der Schwangerschaft empfohlene Schmerzmedikamente wie Paracetamol sind bei der SpA oft wenig wirksam. NSAR dürfen im letzten Schwangerschaftsdrittel nicht eingesetzt werden. Eine Verschlechterung um die 20. Schwangerschaftswoche mit zunehmender Rückensymptomatik oder auch Schmerzen an Sehnenansatzstellen sind recht typisch. Im letzten Schwangerschaftsdrittel nehmen die Beschwerden dagegen eher ab. In der Regel kehrt die Gesamtaktivität der Erkrankung im Laufe des Jahres nach der Entbindung auf den Stand vor der Schwangerschaft zurück. Periphere Gelenkschwellungen oder eine Iridozyklitis sind nach der Entbindung häufiger als in der Schwangerschaft [20, 21].

4.3 Häufigkeit von Schwangerschaftskomplikationen

Bei SpA gibt es anscheinend nicht mehr Schwangerschaftskomplikationen als bei gesunden Frauen [20]. Die Häufigkeit einer Entbindung per Kaiserschnitt wird in den Studien teils mit über 50 % angegeben, aber nur die Hälfte davon scheint durch die rheumatische Erkrankung selbst bedingt. Sofern keine Einschränkung der Hüftgelenkbeweglichkeit und kein Missverhältnis zwischen Größe des Kindes und des Beckens vorliegen, kann die Entbindung auf normalem Wege erfolgen, auch bei einer Versteifung der Iliosakralgelenke oder bei Hüftprothesen (mit normaler Beweglichkeit). Eine Periduralanästhesie (PDA) ist in der Regel möglich, da bei jungen Patientinnen meist keine ausgedehnten Ankylosierungen oder Bandverkalkungen der Wirbelsäule vorliegen. Bei schweren Verläufen bzw. fortgeschrittener Einsteifung kann man bei Planung einer Schwangerschaft die Anfertigung einer Röntgenaufnahme des Beckens und der Lendenwirbelsäule erwägen, um evtl. aufgrund besserer Kenntnis der strukturellen Verhältnisse die klinische Entscheidung im Hinblick auf die Entbindung (Sectio, PDA) zu erleichtern.

4.4 Stillen
Die Dauer des Stillens ist ohne Einfluss auf die Krankheitsaktivität.

4.5 Kindliche Prognose
Die Kinder sind in der Regel gesund und das mittlere Geburtsgewicht normal. Hinsichtlich der Vererbbarkeit ergaben Untersuchungen eine Häufigkeit der SpA bei 12 % der Kinder von betroffenen Müttern [23].

Tabelle 2: Checkliste zur Schwangerschaftsplanung bei Spondyloarthritis

Vor Konzeption	
allgemein	Alter? Gynäkologische Vorerkrankungen? (Fertilität?) (Fertilität des Partners?) Vorangegangene Schwangerschaften bzw. Schwangerschaftskomplikationen? Begleiterkrankungen? (Hypertonie, Diabetes, Schilddrüsenerkrankung) etc. → interdisziplinäre Zusammenarbeit mit Frauenarzt, Nephrologen, Diabetologen etc.) Nikotin? (Stopp!) Impfungen? (ist z. B. Rötelnschutz vorhanden? → Frauenarzt) Folsäure 0.4 µg/d 4–12 Wochen vor geplanter Konzeption Vitamin D Substitution (400–1000 IE/d) (ggf. Spiegel bestimmen)
SpA-spezifisch	*Klinisch:* Schwere und Aktivität? *Aktuelle medikamentöse Therapie*: Kontraindikationen? → Umstellung (siehe Kapitel 10) *Labor:* BSG/CRP, Blutbild inkl. Thrombozyten, Kreatinin/Kreatininclearance, Urinstatus

In der Schwangerschaft	
	Rheumatologische Kontrollen in Abhängigkeit von der Schwere und Aktivität der SpA. Empfehlenswert ist ein Termin im 2. und 3. Trimenon sowie 6–12 Wochen postpartal. Überprüfung der Aktivität Überprüfung/Anpassung der Therapie Planung der Geburt (zusammen mit Geburtshelfer) ggf. Klärung der Möglichkeit zu stillen (Therapie?) Gynäkologische Kontrollen: Ersttrimesterscreening (11.–14. SSW) und ausführlicher Organultraschall um die 20. SSW (siehe Tabelle 18), zusätzliche Ultraschalluntersuchungen in Abhängigkeit vom Verlauf.

5. Systemischer Lupus erythematodes

5.1 Fertilität

Das durchschnittliche Alter bei Diagnose eines systemischem Lupus erythematodes (SLE) liegt in Deutschland bei 31.8 Jahren [24]. Die Infertilitätsrate ist mit 11 bis 16 % gegenüber gesunden Frauen nicht erhöht [1, 25]. Bei ausgeprägter Erkrankungsaktivität sind Menstruationsunregelmäßigkeiten beschrieben [26, 27]. Bei schwerer Niereninsuffizienz oder nach Cyclophosphamid-Therapie kann es zu anovulatorischen Zyklen und permanenter Amenorrhoe kommen [28]. Subfertilität kann auf Symptomen der Erkrankung (Schmerzen, vaginale Trockenheit, Fatigue, Depressionen) und Ängsten der Patientinnen basieren [29]. Zudem wird eine verminderte ovarielle Funktion bzw. Reserve bei Frauen mit SLE diskutiert [30].

5.2 Aktivität des SLE in der Schwangerschaft und postpartal

Eine Schwangerschaft ist insgesamt mit einem leicht erhöhten Risiko für einen SLE-Schub verbunden. Das Schubrisiko hängt dabei entscheidend von der Erkrankungsaktivität zum Zeitpunkt der Konzeption ab: beschrieben ist ein bis zu 7-fach erhöhtes Risiko für einen Schub, wenn vor der Schwangerschaft ein aktiver SLE bestand [31]. Das Risiko ist deutlich minimiert, wenn die Erkrankung mindestens 6 Monate vor Konzeption in klinischer Remission ist [32, 33, 34, 35]. Dabei sind hohe DNS-AK und eine Hypokomplementämie zwar Risikofaktoren, entscheidend ist jedoch die klinische Aktivität [36]. Eine prospektive Studie assoziierte als „cut off point" einen SLEDAI (SLE Disease Activity Index) von ≥ 4 in den sechs Monaten vor Konzeption mit Schüben in der Schwangerschaft [37]. In der bislang größten, prospektiven Schwangerschaftsstudie PROMISSE („*Predictors of Pregnancy Outcome: Biomarkers in Antiphospholipid Antibody Syndrome and Systemic Lupus Erythematosus*") mit Einschluss von 385 Patientinnen mit nicht oder nur leicht aktivem SLE bei Konzeption blieben 85 % ohne Schub in der Schwangerschaft [38].

Ein Faktor, der sich besonders ungünstig auf die Schubrate auswirkt, ist das Absetzen von Antimalariamitteln (z. B. Hydroxychloroquin, siehe Kapitel 10.16). Kontrollierte Studien haben gezeigt, dass Frauen die eine Hydroxychloroquin-Therapie in der Gravidität fortsetzen eine niedrigere SLE-Aktivität aufweisen und zum Zeitpunkt der Geburt geringere Steroiddosen benötigen [39]. Wichtig ist daher, eine solche Therapie bei Kinderwunsch *auch bei Frauen mit klinisch und serologisch stabilem SLE* fortzuführen. Auch Stillen ist unter Antimalariamitteln möglich.

Ein Schub des SLE in der Schwangerschaft bedingt den entscheidenden Unterschied zwischen einer unkomplizierten Schwangerschaft und einer Schwangerschaft mit mütterlichen und fetalen Komplikationen [31, 32, 34, 38, 40]. Daher gehört das Erkennen und Behandeln von Risikofaktoren zur besten Behandlungsstrategie und führt zu einer Reduktion von Schüben und von mütterlichen und von fetalen Komplikationen (Tabelle 3).

Tabelle 3: Risikofaktoren mit besonderer Bedeutung für den Schwangerschaftsverlauf bei SLE [40]

- **Klinisch aktiver SLE**
- **Nachweis einer sog. Triple-Positivität für Antiphospholipidantikörper (s. Kapitel 6)**
- **Aktive Lupusnephritis**
- **Absetzen von HCQ oder Azathioprin**
- **Frühere Lupusnephritis**
- **Positive DNS-AK**
- **Arterielle Hypertonie**
- **Hypokomplementämie**
- **Z. n. thrombembolischem Ereignis**

5.3 Häufigkeit von Schwangerschaftskomplikationen

Prinzipiell ist bei Lupus-Patientinnen von einem erhöhten Risiko für Schwangerschaftskomplikationen auszugehen. Die Rate an Lebendgeburten bei SLE-Schwangerschaften ist in den Publikationen der letzten Jahre auf 85–90 % gestiegen [41]. In der oben bereits erwähnten, prospektiven PROMISSE-Studie, in welche nur Schwangerschaften bei mild aktiven oder inaktiven SLE-Patientinnen ab der 12. Schwangerschaftswoche (SSW) eingeschlossen wurden, lag die Rate von Lebendgeburten bei 95 % [38]. Frauen mit SLE weisen aber nach wie vor häufiger Spontanaborte, Wachstumsretardierung, Frühgeburten und Gestosen auf. So beträgt die Anzahl der Frühgeburten mit mehr als 30 % weiterhin fast das Dreifache der Normalbevölkerung [42]. Das Risiko einer Frühgeburt ist insbesondere erhöht bei Frauen mit aktiver Erkrankung vor oder während der Schwangerschaft (Tabelle 4), bei Nierenbeteiligung, Hypertonie und bei Frauen, die während der Schwangerschaft höher dosiert Glukokortikoide benötigen [42]. Präeklampsien komplizieren eine Lupusschwangerschaft in bis zu 30 % (im Vergleich zu 5–8 % bei gesunden Frauen) [37, 42, 43]. Diskutiert wird ursächlich u. a. eine vaskuläre Plazentadysfunktion. Bekannte allgemeine prädisponierende Faktoren für eine Präeklampsie sind höheres mütterliches Alter, die persönliche oder familiäre Vorgeschichte einer Präeklampsie, hoher Blutdruck oder Diabetes mellitus und Übergewicht [44]. Bei SLE wurde neben einer bereits vorangegangenen Präeklampsie als stärkster Prädiktor ein Antiphospholipidsyndrom beschrieben (siehe Kapitel 6) [45]. Auch bei Frauen mit einer aktiven Nierenbeteiligung, Hypertonie und wahrscheinlich bei höher dosierter Glukokortikoidtherapie besteht ein deutlich erhöhtes Risiko für Eklampsien und Präeklampsien [33, 35, 43, 46, 47]. Abraten sollte man einer Lupus-Patientin von einer Schwangerschaft bei instabiler Erkrankung, insbesondere bei noch bestehender Aktivität einer Nieren- oder ZNS-Beteiligung, bei hochdosierter oder komplexer Immunsuppression und bei Z. n. cerebralen Komplikationen im Rahmen einer vorausgegangenen Schwangerschaft [48] (siehe auch Tabelle 5).

Tabelle 4: Schwangerschaftsausgang in Abhängigkeit von der SLE-Aktivität [31]

SLE-Aktivität:	moderat bis hoch	gering bis fehlend
Aborte	7 %	7 %
Intrauteriner Fruchttod	16 %	5 %
Geburt vor der 28. SSW	17 %	6 %
Geburten 28.–37. SSW	49 %	26 %
Small for gestation	30 %	21 %

5.4 Schwangerschaft bei Nierenbeteiligung

Eine Schwangerschaft sollte bei einer Patientin mit Lupusnephritis nur geplant werden, wenn der Lupus und die Nephritis mindestens 6 Monate inaktiv sind. Die GFR sollte möglichst über 50 ml/min liegen [49]. Die Intensität der Immunsuppression sollte für die geplante Schwangerschaft nicht reduziert werden, das heißt, in der Schwangerschaft sichere Therapien wie niedrig dosierte Glukokortikoide, Azathioprin und Antimalariamittel sollten zur Remissionserhaltung fortgesetzt werden. Der Blutdruck sollte kontrolliert sein. Ein Angiotensin-Converting-Enzym (ACE) Hemmer ist bei konkreter Planung einer Schwangerschaft abzusetzen bzw. spätestens bei einem positiven Schwangerschaftstest. Es kann für die Prognose von Bedeutung sein, wenn bis zum Eintreten einer Gravidität die „Nephroprotektion" eines ACE-Inhibitors über längere Zeit wegfallen würde. Bei nachverfolgten Schwangerschaften mit ACE-Hemmer-Exposition im ersten Trimenon ergab u. a. eine neuere Studie mit Einschluss von zwei Kontrollgruppen keine eindeutigen Hinweise auf ein nennenswertes teratogenes Potenzial in der Frühschwangerschaft [50]. Die Patientin sollte wie immer über Risiken und Vorteile der Therapie bis zur Konzeption aufgeklärt sein. Im ersten Trimenon sollte dann aber zeitnah auf eines der empfohlenen Antihypertensiva (z. B. Methyldopa, Betablocker) umgestellt werden, da ACE-Inhibitoren in der zweiten Schwangerschaftshälfte u. a. zu Mangeldurchblutung der Plazenta, Oligohydramnion und Neugeborenenanurie führen können [51].

Zu Angiotensin-II-Rezeptor-Antagonisten existieren weitaus weniger Daten. Aus den Schwangerschaftsverläufen mit Exposition im 1. Trimenon lässt sich kein erhöhtes Fehlbildungsrisiko oder spezifisches Fehlbildungsmuster erkennen. Bei Anwendung im 2. und 3. Trimenon bestehen ähnliche Risiken wie bei den ACE-Inhibitoren. In einer prospektiven Fallserie wurde ein ca. 30%iges Risiko für ein Oligo-/Anhydramnion beobachtet, wenn die Therapie über die 20. Schwangerschaftswoche hinaus bestand, zudem wurden Thrombosen der Vena cava als mögliche zusätzliche Fetopathie beschrieben [52].

Die tägliche Gabe von niedrig dosierter Acetylsalicylsäure (ASS, z. B. 100 mg/Tag) (Beginn vor der 16. SSW) ist von Vorteil für SLE-Patientinnen mit einer Nierenbeteiligung aufgrund günstiger Auswirkung auf das Präeklampsie-Risiko, auch wenn kein Antiphospholipidsyndrom (siehe Kapitel 6) vorliegt [53, 54, 55, 56]. Eine Präeklampsie erhöht die mütterliche und perinatale Morbidität und Mortalität. Zudem haben Frauen (auch in unselektierten Populationen) mit Präeklampsie ein viermal höheres Risiko, langfristig eine Hypertonie zu entwickeln und im Verlauf ein verdoppeltes Risiko für Myokardinfarkte und Schlaganfälle [53]. Angesichts der sehr niedrigen Kosten, der breiten Verfügbarkeit, einfachen Verabreichung und hohen Sicherheitsprofils ist niedrig dosiertes ASS ein attraktives Mittel zur Prävention dieser Komplikationen. Es gibt daher vermehrt Empfehlungen zur Gabe von ASS in der Schwangerschaft bei allen Frauen mit erhöhtem Präeklampsie-Risiko (Risiko > 6–10 %) [54, 55, 56]. Bei größerer Proteinurie/Ödemen im Verlauf einer Schwangerschaft sollte eine Thromboseprophylaxe mit Heparin in Erwägung gezogen werden.

Eisenmangelanämien sind bei SLE-Patientinnen und vor allem Lupusnephritis häufiger und sollten entsprechend behandelt werden. Anämien sind ein Risikofaktor für ein niedriges Geburtsgewicht. Die Behebung eines Eisenmangels und die Verhinderung einer dadurch ausgelösten Anämie kann laut einer Metaanalyse von insgesamt 92 Studien das Risiko eines niedrigen Geburtsgewichtes bei gesunden Frauen reduzieren [57].

5.5 Einschätzung der SLE-Aktivität in der Schwangerschaft

Die Einschätzung der Krankheitsaktivität wird durch physiologische Veränderungen in der Schwangerschaft (zum Beispiel Müdigkeit, beschleunigte Blutsenkungsgeschwindigkeit, milde Anämie) erschwert. Eine residuelle Proteinurie nach einer Nephritis kann sich beispielsweise auch ohne Aktivitätszunahme in der späten Phase der Schwangerschaft akzentuieren. Gleiches gilt für eine Hypertonie. Insbesondere ist aber die Unterscheidung einer (beginnenden) Präeklampsie von einem Schub des SLE schwierig. Eine „neue" Proteinurie > 500 mg/Tag oder eine Verdoppelung einer vorbestehenden Proteinurie (insbesondere vor dem 3. Trimenon) sollte eher an eine Exazerbation einer Lupusnephritis denken lassen. Insbesondere der Nachweis eines „nephritischen" Urinsedimentes mit dysmorphen Erythrozyten bzw. Zylindern spricht für eine Lupusnephritis [58, 59]. Verschiedene der zur Messung einer Lupusaktivität außerhalb einer Schwangerschaft entwickelten Messinstrumente wurden aufgrund dieser Problematik für den Einsatz in der Schwangerschaft angepasst und validiert (z. B. der SLE-Pregnancy-Disease Activity Index, SLEPDAI; Lupus Activity Index in Pregnancy, LAI-P) [60].

Tabelle 5: Situationen, in denen eine Schwangerschaft bei SLE nicht geplant werden sollte

Abraten von einer Schwangerschaft	• schwere Niereninsuffizienz (ECC < 30–50 ml/min) • schwere pulmonal-arterielle Hypertonie (PAP > 50 mmHg systolisch oder symptomatisch) • schwere restriktive Lungenerkrankung (FCV < 1 l) • schwere Herzinsuffizienz • vorangegangene schwere Präeklampsie trotz Therapie mit ASS und Heparin
Schwangerschaft verschieben	• schwerer SLE-Schub in den letzten 6 Monaten • anhaltender Glukokortikoid-Bedarf (≥ 10 mg Prednison) • schlecht/schwierig einzustellender Hypertonus • aktive Lupusnephritis • zerebraler Insult in den letzten 6 Monaten

Tabelle 6: Checkliste zur Schwangerschaftsplanung bei SLE

Vor Konzeption

allgemein	Alter? Gynäkologische Vorerkrankungen? (Fertilität?) (Fertilität des Partners?) Vorangegangene Schwangerschaften bzw. Schwangerschaftskomplikationen? Begleiterkrankungen? (Hypertonie, Diabetes, Schilddrüsenerkrankung, Z. n. Thrombose) etc. → interdisziplinäre Zusammenarbeit mit Frauenarzt, Nephrologen, Diabetologen etc.) Nikotin? (Stopp!) Impfungen? (ist z. B. Rötelnschutz vorhanden? → Frauenarzt) Folsäure 0.4 µg/d 4–12 Wochen vor geplanter Konzeption Vitamin D Substitution (400–1000 IE/d) (ggf. Spiegel bestimmen)
SLE-spezifisch	Klinisch: • Schwere der Erkrankung/„Damage"? • SLE-Aktivität aktuell (idealerweise mit validiertem Instrument, z. B. SLEDAI) bzw. in den letzten 6–12 Monaten? • APS? (→ siehe Kapitel 6) • Aktuelle medikamentöse Therapie: Kontraindikationen? → Umstellung (siehe Kapitel 10) Labor: • BSG/CRP, Blutbild inkl. Thrombozyten, Kreatinin/-clearance, LDH, CK, Leberwerte • Urinstatus, ggf. Eiweißausscheidung (Protein/Creatinin-Ratio) • Komplement (C3 und C4 oder CH50), DNS-AK, ENA-AK (insbesondere SS-A/SS-B-AK), Antiphospholipid-AK, Lupusantikoagulanz

In der Schwangerschaft

	Rheumatologisch: je nach Schwere und Aktivität des SLE ca. 1- bis 3-monatliche rheumatologische Kontrollen inkl. Labor, Urinuntersuchung, Blutdruck • Überprüfung der Aktivität (idealerweise mit validiertem Instrument, z. B. SLEPDAI) • Überprüfung/Anpassung der Therapie • Planung der Geburt (zusammen mit Geburtshelfer) • ggf. Klärung der Möglichkeit zu stillen (Therapie?) • Bei erhöhtem Präeklampsierisiko Gabe von ASS 100 mg/d spätestens ab 16. SSW Gynäkologisch: Klassifikation als Risikoschwangerschaft. Die Frequenz der Untersuchungen muss dem mütterlichen/fetalen Risiko angepasst werden. Zusätzlich zum Ersttrimesterscreening (11.–14. SSW) und dem Organultraschall um die 20. SSW (siehe Tabelle 18) sind Ultraschall-Untersuchungen in monatlichen Abständen bis zur Geburt empfehlenswert. Eine Doppler-Sonographie wird empfohlen, insbesondere bei Feten mit Wachstumsretardierung vor der 34. SSW. • SS-A-/SS-B-AK positive Frauen: ab der 18 SSW serielles fetales Bradykardie Screening/fetale Echokardiographie, siehe Kapitel 5.6; postnatal: kindliches EKG • aPL positive Frauen/APS-Patientinnen: siehe Kapitel 6.
postpartal	Nach 6, 12 und 24 Wochen Überprüfung der SLE-Aktivität

5.6 Neonatales Lupus-Syndrom/congenitaler AV-Block

Kinder von Kollagenose-Patientinnen sind ganz überwiegend gesund. Bei Kindern von SLE-Müttern wird das Risiko für die Entwicklung eines SLE im Laufe ihres Lebens auf etwa 3 % (RR ~14) geschätzt [61]. Durch diaplazentar übertragene, mütterliche Auto-AK entwickelt ein Teil der Kinder eine passiv erworbene Immunreaktion, das sogenannte neonatale Lupus-Syndrom (NLS) [62]. Das Antikörper-Profil der Mütter ist nicht ganz einheitlich, meist weisen diese aber hohe Titer an Antikörpern gegen die ENA-Antigene SS-A(Ro), bzw. SS-B(La) auf und nicht selten wird ein (oft nur oligo-symptomatischer) SLE oder ein abortives Sjögren-Syndrom bei jungen Frauen erst durch die Geburt eines Kindes mit NLS evident [63].

Die Kinder können bei einem NLS z. B. Hauterscheinungen aufweisen bzw. in den ersten Lebenswochen entwickeln, außerdem Zytopenien oder eine Hepato-Splenomegalie [64]. Diese Symptome sind in den ersten 6 Lebensmonaten regelhaft reversibel. Meist irreversibel ist dagegen eine weitere Form des NLS, der congenitale AV-Block (cAVB), welcher sich meist schon intrauterin entwickelt. Das Risiko liegt in der Erstgravidität bei ca. 2 %, in einer neueren Untersuchung sogar unter 1 % (der SS-A-Ak positiven Frauen), was evtl. an dem Einsatz von HCQ bei 65 % dieser Patientinnen lag [63]. Das Rezidivrisiko nach einer ersten Schwangerschaft mit cAVB ist allerdings deutlich erhöht (15–20 %) [65]. Es ist auch erhöht, wenn bereits ein Kind mit kutanem NLS geboren wurde (2–13 %) [66]. Registerdaten zeigen, dass bei ca. 75 % der Kinder mit cAVB frühzeitig oder im frühkindlichen Verlauf eine Schrittmacher-Behandlung erforderlich ist [63]. Die Gesamtmortalität liegt bei etwa 20 %, davon ein Viertel intrauterin und knapp die Hälfte in den ersten drei Lebensmonaten. Die kumulative 10-Jahres-Überlebenswahrscheinlichkeit bei einem lebend geborenen Kind mit cAVB liegt bei ca. 85 %. Die Prognose wird vor allem durch eine zusätzlich mögliche Kardiomyopathie eingeschränkt [63, 67].

5.6.1 Empfehlungen zum Screening auf cAVB:

Die in Bezug auf einen cAV-Block sensibelste Gestationsphase liegt zwischen der 12. und 24. SSW, entdeckt wird dieser am häufigsten ab der 18. SSW. Nach der 30. SSW ist ein neuer cAVB sehr selten. Da ein cAVB pränatal diagnostizierbar ist, wird einer Frau mit SS-A/SS-B-AK ein regelmäßiges fetales Bradykardie Screening in der Gravidität empfohlen. Es gibt allerdings keine formalen Vorgaben für die Art oder die Häufigkeit der Untersuchungen [68, 69]. Ein AV-Block (in der Regel II. Grades) mit Bradykardie kann durch fetale Auskultation, Ultraschall (Sonographie) oder Echokardiographie erkannt werden. Ein weniger fortgeschrittener Grad kann mit Hilfe der Doppler-Echokardiographie festgestellt werden (mit Messung des PR-Intervalls). Der Einsatz gezielter Ultraschallkontrollen kann eine Möglichkeit darstellen, evtl. Interventionen selektiver einzusetzen.

Die Autoren empfehlen ihren Patientinnen derzeit folgendes Vorgehen:

- in der Erstgravidität bei positiven mütterlichen SS-A/SS-B-AK: Bradykardie Screening (ggf. fetale Echokardiographie) ab der 16. SSW alle 2 Wochen bis zur 32. SSW
- bei Frauen mit vorangegangenem cAVB fetale Echokardiographie ab der 16. SSW bis zur 26. SSW wöchentlich, danach alle zwei Wochen bis zur 32. SSW Klinisch ausreichend ist die Dokumentation einer assoziierten Vorhof-Kammer-Aktion mit normaler Frequenz im M-Mode.
- Nach der Geburt: EKG beim Neugeborenen (s. u.)

5.6.2 Empfehlungen zur Therapie des cAVB:

Eine vorbeugende Behandlung SS-A(Ro)-Ak positiver Schwangerer wird aufgrund der potentiell erheblichen Komplikationen einer länger dauernden höher dosierten Therapie mit fluorierten Glukokortikoiden (s. u.) *nicht* empfohlen, auch nicht bei Frauen mit vorangegangenem cAVB. Empfehlenswert ist bei bereits vorangegangener Geburt oder Verlust eines Kindes mit cAVB aber die Gabe von Hydroxychloroquin. Diese sollte spätestens zwischen der 6. und 10. SSW begonnen werden, wenn sie nicht bereits besteht. Mehrere retrospektive Untersuchungen zeigten eine deutliche Reduktion des Rezidiv-Risikos [70, 71]. Eine prospektive offene Studie zur Bestätigung dieser Ergebnisse wurde initiiert [PATCH-Studie] (clinicaltrials.gov) und die geringe Rate an (ersten) cAVB in der erwähnten, großen, prospektiven PROMISSE-Studie wurde darauf zurückgeführt, dass über zwei Drittel der Patientinnen mit Antimalariamitteln behandelt worden waren [38].

Die Behandlung eines *isolierten AV Block I* ist aufgrund der möglichen spontanen Reversibilität dieses Befundes in einen Sinusrhythmus und der bekannten Risiken der Glukokortikoid-Therapie umstritten. Es wird daher von einigen Zentren ein abwartendes Verhalten unter sonographischer Kontrolle, von anderen die Therapie mit einem plazentagängigen Glukokortikoid (Betamethason oder Dexamethason) empfohlen, das von der plazentaren 11-beta-Hydroxysteriod-Dehydrogenase nicht inaktiviert wird. Beide Substanzen sind monofluorierte Glukokortikoide mit etwa 25-fach stärkerer antientzündlicher Wirkung als das natürliche Nebennierenrindenhormon Cortisol (und etwa 8-fach stärkerer Wirkung als Prednisolon).

Zum *fetalen AV-Block II* existieren Einzelfallbeschreibungen einer Besserung unter Behandlung mit einem plazentagängigen Glukokortikoid. Bei Nachweis eines fetalen AV Block II wird eine sofortige Therapie mit Betamethason oder Dexamethason (2–4 mg/d) empfohlen. Diese wird in Abhängigkeit vom Ansprechen bis zum Ende der Schwangerschaft fortgesetzt. Ein Absetzen der Therapie sollte erwogen werden, wenn sich nach einer Woche ein AV Block III zeigt (und keine Hinweise auf eine Myokarditis).

Es ist keine medikamentöse Therapie des *etablierten AV-Blocks III* bekannt. Eine Therapie mit fluorierten Glukokortikoiden wird hier nur empfohlen, wenn zusätzliche Befunde (z. B. Hydrops, Verdacht auf Myokarditis) vorliegen [72, 73, 74]. Die meisten der überlebenden Kinder mit AV Block III benötigen einen Herzschrittmacher.

Zur Behandlung des cAVB mittels Plasmapherese existieren keine kontrollierten Studien. Die Gabe von IVIG (400 mg/kg) zeigte in zwei prospektiven Studien keine signifikante Reduktion des Rezidivrisikos eines AV-Blocks [75, 76].

Postpartal sollte bei allen Neugeborenen von Müttern mit SS-A/SS-B-AK ein Elektrokardiogramm (EKG) erfolgen, um einen normalen Herzrhythmus zu dokumentieren (bzw. um ggf. einen AV-Block I Grades zu erkennen, da bei diesen Kindern eine postnatale Progression möglich ist). Die im Blut der Kinder nachweisbaren mütterlichen Autoantikörper nehmen (auch bei voll gestillten Kindern) in den ersten Lebenswochen rasch ab und sind nach ca. einem halben Jahr nicht mehr messbar. Blutkontrollen sind bei klinisch unauffälligen Kindern nicht erforderlich und nach Meinung der Autoren auch nicht sinnvoll, da sich hieraus keine Konsequenz ergibt.

Eine länger andauernde in utero Exposition mit fluorierten Glukokortikoiden kann sehr selten zu einer Nebennierenhypoplasie mit einer Nebenniereninsuffizienz des Neugeborenen führen. Bei einer Neugeborenen-Hypotonie, die sich daraus möglicherweise ergibt, sollte empirisch unterstützend mit Hydrocortison zusätzlich zur Standardtherapie behandelt werden.

Tabelle 7: Ausgewählte Studien zur Therapie bei cAVB

Autor	Studienart	Intervention	Kollektiv	Outcome
Izmirly 2011 Eliasson 2011	retrospektiv	Fluorierte Steroide bei cAVB II	20 behandelt 16 unbehandelt	AV-Block II→I oder SR häufiger ($p = 0.053$)
Izmirly 2012	retrospektiv	Fluorierte Steroide bei Hydrops fetalis	27 behandelt 10 unbehandelt	6-Monats-Mortalität ↓ ($p = 0.059$)
Jaeggi 2004	retrospektiv	Fluorierte Steroide bei Diagnose AV Block	20 behandelt 16 unbehandelt	1-J-Mortalität ↓ ($p < 0.02$)
Eliasson 2011	retrospektiv	Fluorierte Steroide bei Diagnose cAVB II/III	67 behandelt 108 unbehandelt	Mortalität: kein signifikanter Unterschied
Friedman 2010 Pisoni 2010	prospektiv, nicht randomisiert	IVIG 400 mg/kg/alle 3 Wo. (12.–24. SSW)	33 behandelt	Rezidiv-Rate nicht beeinflusst (18 %)
Izmirly 2012	retrospektiv	HCQ (Frauen mit Z. n. cAVB)	40 behandelt 217 unbehandelt	Rezidivrate ↓ ($p = 0.05$)
PATCH-Register (läuft; vorläufige Ergebnisse 2013)	prospektiv, nicht randomisiert	HCQ ab spätestens 10. SSW (Frauen mit Z. n. cAVB)	18 behandelt	Rezidivrate 5.3 %
Levesque 2015	retrospektiv	Fluorierte Steroide bei Diagnose cAVB II/III	79/202 behandelt	bei 24 cAVB II kein Unterschied zw. Behandlung (n = 13) und ohne fluorierte GC (n = 11)

5.7 Stillen

Es gibt keine Hinweise darauf, dass sich das Stillen negativ auf den postpartalen Verlauf einer Kollagenose auswirkt. Stillen bzw. der Verzicht auf das Stillen scheint auch keine Auswirkung auf die Häufigkeit des kutanen NLE oder auf die Konversion eines AV Block I Grades zu haben. Es gibt daher keinen Grund, Müttern mit SLE oder SS-A(Ro)- / SS-B(La)-Autoantikörpern vom Stillen abzuraten.

6. Antiphospholipid-Syndrom

Antiphospholipidantikörper (aPL) finden sich bei 20–40 % aller SLE-Patientinnen [77] Nach aktuellem wissenschaftlichen Stand sind aPL nicht mit Infertilität assoziiert [78]. Sie sind aber mit einem höheren Risiko in der Schwangerschaft verbunden (mütterliche Thrombose, Präeklampsie; Aborte vorzugsweise jenseits der 10. Schwangerschaftswoche, Plazentainsuffizienz, Frühgeburten im 3. Trimenon) [77, 79]. Hierfür sind u. a. Gefäßverschlüsse verantwortlich, die zu plazentaren Infarkten und damit zur Minderperfusion der Frucht führen. Das klinische Krankheitsbild eines Antiphospholipid-Syndroms (APS) kommt im Rahmen eines SLE in ca. 20 % aller Fälle vor (sekundäres APS) oder als eigenständiges Krankheitsbild ohne zugrundeliegenden Lupus (primäres APS). Gemäß einem internationalen Consensus werden Aborte nur dann als klinisches Kriterium eines APS gewertet, wenn diese hinsichtlich fetaler Morphologie, Frequenz und Zeitpunkt enge Definitionen erfüllen (Tabelle 8) [80].

Auch das Risiko von Schwangerschaftskomplikationen scheint vom klinischen (Zahl bereits stattgehabter gynäkologischer oder thrombembolischer Ereignisse) und serologischen Phänotyp (Höhe der Anticardiolipin- (aCL) bzw. Beta2Glycoprotein-1 (aβ2GP1) Antikörper, Nachweis eines Lupusantikoagulans (LA), abhängig zu sein [81]. Insbesondere der Nachweis eines Lupusantikoagulans oder einer sog. Triple-Positivität war in prospektiven Untersuchungen ein unabhängiger Risikofaktor für einen fetalen Verlust [38, 82].

APS-Patientinnen mit nur einem einzigen positiven Test, nur niedrig-titrigen aPL (ohne LA) und/oder einer einzigen Schwangerschaftskomplikation in der Vorgeschichte haben meist erfolgreiche (Folge-)Schwangerschaften [79, 81]. Unabhängige Risikofaktoren für Fehlgeburten sind:

1.) das Vorliegen eines SLE (sekundäres APS) [OR 6.0],
2.) Thrombose oder Schwangerschaftskomplikationen in der Vorgeschichte [OR 12.1],
3.) Positivität für aCL, aβ2GP1 und LA (sog. triple positivity) [OR 4.1].

Insgesamt besteht also ein höheres Risiko für Schwangerschaftskomplikationen bei SLE-Patientinnen mit persistierendem und eindeutigem Nachweis von mehreren aPL und bei multiplen vorangegangenen thrombembolischen Ereignissen. Das Erkennen gefährdeter Patientinnen ist die wichtigste Voraussetzung, um mehr dieser Hoch-Risikoschwangerschaften erfolgreich zu gestalten.

Tabelle 8: Sydney-Klassifikationskriterien für das Antiphospholipidsyndrom von 2006 [80]

Klinisch	Serologisch

• arterielle Thrombosen*
• venöse Thrombosen*
• Schwangerschaftskomplikationen:
  • sonst ungeklärter Tod normal entwickelter Feten ab der 10. SSW
  • eine oder mehr Frühgeburten vor der 34. SSW aufgrund einer Eklampsie, Präeklampsie oder Plazentainsuffizienz
  • drei und mehr Aborte vor der 10. SSW ohne chromosomale, anatomische oder hormonelle Ursachen
	• mittelhohe (> 40 I.E.) bzw. hohe (> 99. Percentile des Labortests) Titer von IgG- oder IgM-aCL
	• IgG- oder IgM-Ak gegen ß2-glycoprotein I (> 99. Percentile des Labortests)
	• positiver LA Test nach internationalen Richtlinien (z. B. mit Bestätigungstest)
	• Ein serologischer Test wird erst dann positiv gewertet, wenn er mindestens 2 x im Abstand von mindestens 3 Monaten eindeutig positiv war.
	• Mehr als 5 Jahre vor einem klinischen Ereignis durchgeführte Testergebnisse werden nicht berücksichtigt.

* Thrombose bestätigt mittels Bildgebung (einschl. Doppler-US) oder histologisch ohne signifikante Gefäßwandentzündung (d. h. keine Vaskulitis)	
Diagnose eines APS bei mindestens einem klinischen und einem serologischen Kriterium	

6.1 Management von Schwangerschaften beim APS

Betroffene Frauen sollten über das Risiko aufgeklärt sein und die Therapie soll in Absprache mit der Patientin und dem behandelnden Gynäkologen individuell festgelegt werden. Bereits vor der Konzeption scheinen Frauen mit gesichertem APS von der Gabe niedrig dosierter Acetylsalicylsäure (ASS) zu profitieren [83]. Bei positivem Schwangerschaftstest sollte dann eine evtl. vorbestehende orale Antikoagulation abgesetzt und eine Therapie mit (vorzugsweise) niedermolekularem Heparin (LMWH) begonnen werden (siehe Tabelle 9) [79]. Durch diese Prophylaxe konnten in Beobachtungsstudien zu Schwangerschaften von APS-Patientinnen Erfolgsraten von fast 80 % (alleinige Gabe von ASS) erreicht werden, wobei diese durch die zusätzliche Gabe von LMWH noch besser zu sein schienen [84].

Um die 20./21. SSW wird ein fetales „Organscreening" empfohlen und im Verlauf mindestens monatlich eine Überprüfung des fetalen Wachstums und der plazentaren Durchblutung mittels Ultraschall, im 3. Trimenon sollten diese Kontrollen eher alle 2 Wochen erfolgen. Die Schwangeren sollten im Hinblick auf ihren Blutdruck und Ödemneigung (Flüssigkeitseinlagerungen, Gewicht) gut informiert und kontrolliert werden, da sich sowohl eine Gestose mit entsprechendem Fehlgeburtsrisiko oder ein HELLP-Syndrom oder ein katastrophales APS hierdurch ankündigen können.

Heparin wird bei Schwangeren mit mittlerem Risiko meist 10–12 Stunden vor der zu erwartenden Geburt, vor Weheninduktion oder einem geplanten Kaiserschnitt pausiert, dadurch ist eine Regionalanästhesie problemlos möglich [79]. Die nächste Applikation von LMWH sollte frühestens vier bis sechs Stunden nach der Geburt, nach Kaiserschnitt oder nach Entfernung des spinalen/epiduralen Katheters erfolgen.

Für Schwangere mit hohem thrombembolischen Risiko kann man das therapeutisch dosierte LMWH vor planmäßiger Entbindung auf aPTT-adjustiertes intravenös appliziertes unfraktioniertes Heparin (UFH) umstellen und diese Antikoagulation erst vier bis sechs Stunden vor der Geburt, einem geplanten Kaiserschnitt oder Durchführung einer Regionalanästhesie absetzen. Die Therapie sollte vier bis sechs Stunden postpartum wieder begonnen werden [85].

Die ASS-Therapie kann in Abhängigkeit vom Risikoprofil vor dem errechneten Termin pausiert werden, z. B. bei niedrigem Risiko (wie aPL-Positivität ohne klinische Ereignisse) zwischen der 36. und 38. SSW (und sollte dann je nach Risikoprofil z. B. direkt nach der Entbindung wieder aufgenommen werden). Bei hohem Risiko wird das Fortführen der Kombination (ASS & LMWH) bis zum Eintritt der Wehen empfohlen. Bei unvorhergesehener Entbindung ist die Blutungsneigung unter fortgeführter Thrombozytenaggregationshemmung mit niedrig dosierter ASS zumindest unter prophylaktischer Heparingabe kaum erhöht (leichte Blutungen) [79]. 4–6 Stunden postpartal bzw. 12 Stunden nach Sectio sollte wieder mit einer Heparinisierung begonnen werden. Je nach Vortherapie/Klinik sollte auch frühzeitig wieder mit ASS begonnen oder eine orale Antikoagulation wieder aufgenommen werden.

Eine multizentrische, kontrollierte Studie zum Vergleich der Effektivität einer Therapie von ASS allein oder ASS in Kombination mit LMWH (Start vor der 12. SSW) bei aPL-positiven Frauen mit vorangegangener Frühgeburt (< 34. SSW) aufgrund von hypertensiven Komplikationen (Praeeklampsie, HELLP-Syndrom) oder der Geburt eines „small-for-gestation"-Babys wurde aufgrund zu geringer Rekrutierungszahlen (32 Frauen) und nur sehr geringer Inzidenz einer erneuten Komplikation (3 % im Vergleich zu den erwarteten 60 %) beendet [86]. Die Auswertung zeigte keinen Unterschied in den Therapiegruppen. In dieser Studie waren nur 25 % der Frauen LA positiv und die meisten hatten nur niedrigtitrig positive aPL. Man kann aber auch aus dieser Studie folgern, dass vor allem der frühe Einsatz von ASS die Komplikationsrate signifikant reduziert.

Nur bei Vorliegen eines SLE scheinen aPL positive Frauen, die trotz einer Kombination von ASS plus Heparin eine Schwangerschaftskomplikation erleiden, durch die zusätzliche Gabe von HCQ auch eine Verbesserung des fetalen Schwangerschaftsausganges zu erreichen [87].

Tabelle 9: Therapie bei aPL positiven Frauen in der Schwangerschaft nach [77]

Antiphospholipid-Ak* ohne Thrombose und ohne Schwangerschaftskomplikationen in der Vorgeschichte:	
	ASS 100 mg/Tag
Antiphospholipid-Syndrom ohne Thrombose (ausschließlich Schwangerschaftskomplikationen) in der Vorgeschichte:	
Rezidivierende frühe Aborte	ASS 100 mg/Tag (vor Konzeption) allein *oder in Kombination mit LMWH in prophylaktischer Dosis ab positivem SST, z. B. wenn unter ASS allein erneuter Abort*
Abort (> 10. SSW) oder vorangegangene Frühgeburt (< 34. SSW) bei Präeklampsie oder Plazentainsuffizienz	ASS 100/Tag (vor Konzeption) + LMWH in prophylaktischer Dosis ab positivem SST
Antiphospholipidsyndrom mit Thrombosen in der Vorgeschichte:	
ohne vorherige Cumarin-Therapie	ASS 100 (vor Konzeption) + LMWH in *prophylaktischer* Dosis ab positivem SST, LMWH-Dosis in der 16.–20. SSW evtl. erhöhen
mit vorheriger Cumarin-Therapie	Umstellung auf LMWH in *effektiver* Dosierung + ASS 100 mg/Tag vor der Konzeption oder spätestens bei positivem SST
In der Schwangerschaft zusätzlich: Kontrolle von Blutdruck, Proteinurie, Gewicht ab der 16.–20. SSW monatlich Überprüfung des fetalen Wachstums und der Plazenta-Durchblutung	
Postpartal:	
6 Wochen lang Heparin (LMWH), dann Therapie nach Indikation (APS) (z. B. ASS oder Marcumar). In den ersten 3 Wochen der Heparintherapie sollte das Blutbild zweimal wöchentlich kontrolliert werden. Bei hohem Thromboserisiko sollte der Anti-Xa-Spiegel drei Stunden nach der Injektion in einem Bereich von 0.35 bis 0.7 Einheiten/ml liegen. Zudem: Osteoporoseprophylaxe bei LMWH-Therapie; physikalische Methoden (Kompressionsstrümpfe, Venengymnastik)	

* triple positiv oder deutlich und persistierend erhöht;
LMWH: low molecular weight heparin; SST: Schwangerschaftstest; SSW: Schwangerschaftswoche

7. Sjögren-Syndrom

Die Diagnose eines primären Sjögren-Syndroms wird häufiger erst nach der Menopause gestellt, Schwangerschaften sind daher seltener als bei SLE-Patientinnen. Die Fertilität scheint bei Frauen mit Sjögren-Syndrom nicht verändert. Schwangerschaften bei Frauen mit primärem Sjögren-Syndrom verlaufen meist problemlos. Schwangerschaftskomplikationen (Aborte, Frühgeburten, niedriges Geburtsgewicht) sind aber etwas häufiger als bei gesunden Frauen. Etwa 20 % aller Patientinnen mit primärem Sjögren-Syndrom weisen positive Antiphospholipid-Antikörper auf, meist allerdings nur in niedrigen Titern und eine Assoziation mit klinischen Manifestationen eines Antiphospholipid-Syndroms ist selten [88, 89, 90]. Ein Schub im ersten Jahr postpartal wurde bei 10 % der Frauen berichtet [91, 92]. Eine 2016 publizierte Metaanalyse schloss 1.586 Schwangerschaften bei 544 Patientinnen mit Sjögren-Syndrom ein [93]. Fetale Komplikationen umfassten Aborte, Totgeburten, Säuglingstod und intrauterine Wachstumsretardierung. Im Vergleich mit Schwangerschaften bei gesunden Frauen bestand bei Sjögren-Patientinnen ein signifikant höheres Risiko für ein Versterben des Kindes (OR 1.77). Es gab aber kein erhöhtes Risiko für Frühgeburten, Spontanaborte oder Totgeburten. In Abhängigkeit von einer Organbeteiligung sollte die Planung und Überwachung sich an den Empfehlungen zum SLE orientieren. Insbesondere das Risiko eines cAVB muss bedacht werden bei positiven SS-A/SS-B-AK (siehe Kapitel 5.6).

8. Systemsklerose

8.1 Fertilität
Die Fertilität scheint bei der Systemsklerose nicht wesentlich beeinflusst zu sein.

8.2 Aktivität der Erkrankung in der Schwangerschaft
Eine Sklerodermie ist im gebärfähigen Alter eher selten. Es gibt keine Hinweise für einen regelhaft eher günstigen oder ungünstigen Verlauf der Systemsklerose in der Schwangerschaft. Unterschiedliche Raten von berichteten Komplikationen sind wahrscheinlich bedingt durch die Heterogenität der zugrunde liegenden Krankheitsschwere. Es ist daher wichtig, Frauen mit hohem Risiko für Komplikationen von denjenigen zu unterscheiden (s. u.), bei denen eine Schwangerschaft nicht so riskant erscheint.

8.3 Häufigkeit von Schwangerschaftskomplikationen
Eine prospektive italienische Studie (109 Schwangerschaften bei 99 Frauen mit Systemsklerose) zeigte im Vergleich zu Frauen der Normalpopulation erhöhte Raten an Frühgeburten (25 % vs. 12 %) und sehr frühen Frühgeburten (< 34. SSW) (10 % vs. 5 %), Wachstumsretardierung (6 % vs. 1 %) und Babys mit sehr niedrigem Geburtsgewicht (5 % vs. 1 %). In der Multivarianzanalyse waren Frühgeburten assoziiert mit Steroiden (OR 3.63). Bei den meisten Frauen blieb die Erkrankung stabil, bei vier Fällen kam es aber innerhalb eines Jahres postpartal zu einer Progression (alle anti-Scl-70 positiv, bei drei Frauen betrug die Krankheitsdauer unter 3 Jahren) [94].

Bei Kinderwunsch sollte eine pulmonale Hypertonie (PAH) ausgeschlossen werden. Die mütterliche Sterblichkeit ist bei PAH deutlich erhöht (bis 30 %). Frauen mit Nachweis einer PAH in der transthorakalen Echokardiographie (PAPsys > 50 mmHg in Ruhe) oder im Herzkatheter sollte von einer Schwangerschaft abgeraten werden. Der Endothelin-Rezeptorantagonist Bosentan war im Tierversuch bei Ratten bei Plamakonzentrationen, die über dem 1,5-Fachen des humantherapeutischen Bereiches lagen, teratogen. Beobachtet wurden Fehlbildungen von Kopf, Gesicht und Augen. In den USA und Teilen der EU wurde ein Schwangerschaftsverhütungsprogramm initiiert, obwohl es bislang keinen Anhalt für Teratogenität beim Menschen gibt. Es liegen drei Fallberichte vor, in denen Frauen unter kombinierter Therapie (unter anderem mit Phenprocoumon und Sildenafil) schwanger wurden, die drei Kinder wiesen keine kongenitalen Fehlbildungen auf. Bosentan reduziert die Sicherheit einer hormonellen Antikonzeption, so dass diese allein zur Empfängnisverhütung nicht ausreicht [172].

Sildenafil ist in Einzelfällen bei Frauen mit PAH in der Schwangerschaft verwendet worden, die Kinder waren gesund. Sildenafil wurde zudem off-label wenig erfolgreich bei rezidivierenden Aborten und bei Präeeklampsie eingesetzt, allerdings wurde auch nicht über negative Auswirkungen beim Feten berichtet [172].

Der Einsatz von LMWH zur Reduktion des thromboembolischen Risikos ist empfehlenswert. Patientinnen mit schweren akralen Durchblutungsstörungen erhalten nicht selten Epoprostenol, hierzu gibt es nur Einzelfallberichte zur Behandlung der PAH in der Schwangerschaft [95, 96].

Renale Krisen sind insgesamt selten, können aber z. B. in der fortgeschrittenen Schwangerschaft bei Anstieg des Blutdrucks und Proteinurie mit einer Präeklampsie verwechselt werden. Frauen mit kurzer Krankheitsdauer und rasch fortschreitender Hauterkrankung scheinen hierfür besonders gefährdet. In diesen Ausnahmefällen werden Angiotensin-Converting-Enzym (ACE)-Hemmer (die in der Regel in der Schwangerschaft kontraindiziert sind) empfohlen. Einige Autoren empfehlen das Fortsetzen von ACE-Hemmern in der Schwangerschaft bei Frauen mit bekannter Nierenbeteiligung im Rahmen der Systemsklerose. Im Falle einer wahrscheinlichen Frühgeburt wird in der Regel eine Therapie mit fluorierten Steroiden zur Beschleunigung der fetalen Lungenreife eingesetzt. Diese hohen Steroiddosen könnten renale Krisen begünstigen, allerdings sind in der Literatur keine solchen Fälle berichtet worden. Die Entscheidung über die hohe Dosis vorgeburtlicher Steroide sollte aber sorgfältig abgewogen werden.

Frauen mit Systemsklerose sollten in der Schwangerschaft interdisziplinär betreut werden. Schwangerschaften sollten bei schweren Organschäden und kürzerer Erkrankungsdauer (< 4 Jahre) vermieden werden, v. a. bei ScL-70 Antikörper positiven Frauen.

8.4 Stillen

Es gibt keine Erkenntnisse zu einem Einfluss des Stillens auf den Krankheitsverlauf der Systemsklerose.

Tabelle 10: Checkliste Kontraindikationen für eine Schwangerschaft bei Systemsklerose
- schwere restriktive Lungenerkrankung (FCV < 1 l)
- schwere pulmonal-arterielle Hypertonie
  (PAP > 50 mmHg systolisch oder symptomatisch)
- schwere Herzinsuffizienz
- schlecht/schwierig einzustellender Hypertonus
- schwere Nierenfunktionseinschränkung (z. B. ECC < 30 ml/min)
- vorangegangene schwere Präeklampsie trotz Therapie mit ASS und Heparin

9. Systemische Vaskulitiden

Die Datenlage zu systemischen Vaskulitiden in der Schwangerschaft ist sehr begrenzt, da diese vergleichsweise selten bei Frauen im gebärfähigen Alter auftreten.

9.1 Takayasu-Arteriitis

Die Takayasu-Arteriitis betrifft noch am häufigsten jüngere Frauen. Nach vorliegender Literatur scheint das Schubrisiko in der Schwangerschaft nicht generell erhöht zu sein. Schwangerschaftskomplikationen sind im Vergleich zu gesunden Frauen aber häufiger, insbesondere schwere Hypertonien und/oder Präeklampsien [97, 98, 99, 100]. Allerdings scheinen diese Raten rückläufig zu sein, wahrscheinlich durch eine bessere Blutdruckkontrolle vor bzw. in der Schwangerschaft und durch Verwendung von ASS zur Präeklampsie-Prophylaxe [101, 102]. Fetale Wachstumsretardierungen dürften im Zusammenhang mit einer Kombination von Bluthochdruck und suboptimaler Durchblutung der Plazenta, durch Gefäßeinengungen der abdominellen Aorta und ihrer Äste stehen [103]. Es besteht eine Korrelation zwischen der Schwere der Erkrankung. Befall von zwei oder mehr Gefäße und Ishikawa Klasse IIb oder höher sind assoziiert mit schlechterem Ausgang der Schwangerschaft [104]. Vor allem bei unzureichender Kontrolle des Blutdrucks besteht ein Risiko für eine Aortendissektion, insbesondere wenn postpartal der mütterliche periphere Gefäßwiderstand steigt [105]. Eine Aortendissektion sollte differentialdiagnostisch bei jeder schwangeren Frau mit Takayasu-Arteriitis und Brustschmerzen erwogen werden.

9.2 ANCA-assoziierte Vaskulitiden

Die systemischen nekrotisierenden Vaskulitiden manifestieren sich meist nach dem 40. Lebensjahr. Komplikationen (Aborte und Frühgeburten) wurden vor allem bei Frauen mit aktiver Erkrankung bei Konzeption berichtet [106]. Problemlose Schwangerschaften wurden insbesondere bei Frauen mit längerer Remission beschrieben (unabhängig vom ANCA-Titer) [107]. Diese Frauen waren meist jung, hatten eine weniger schwere (limitierte) Erkrankung und keine Organschäden.

Eine retrospektive Studie in acht Zentren in Italien (1995–2014) verglich die Rate an Schwangerschaftskomplikationen bei 65 Schwangerschaften von 50 Frauen mit systemischer Vaskulitis mit 3.939 Frauen aus der Normalbevölkerung [108]. Der überwiegende Teil der Schwangerschaften betraf Frauen mit stabiler Erkrankung. Acht Schwangerschaften endeten in Aborten, eine in einer Totgeburt. Frühgeburten (vor allem extreme Frühgeburten [< 34. SSW]) und Kaiserschnittentbindungen waren signifikant häufiger als in der Kontrollgruppe (11.3 % vs. 5.0 %, p = 0.049 und 48.2 % vs. 31.0 %, p = 0.009). Vaskulitis-bezogene Komplikationen traten in 23 Schwangerschaften auf (35.4 %), davon fünf schwere Ereignisse (7.7 %), unter anderem drei Fälle von transitorisch-ischämischen Attacken. Postpartal traten bei 20 % Schübe auf.

Die Kinder von Frauen mit Vaskulitiden sind in der Regel gesund, es wurden keine besonderen neonatalen Komplikationen beschrieben. Rezidive und Schübe sind in der Schwangerschaft und postpartal möglich, daher sollten sichere Immunsuppressiva zur Schubprävention unbedingt fortgesetzt werden [109]. Cyclophosphamid wurde in lebensbedrohlichen Situationen erfolgreich eingesetzt. Möglicherweise stellt Rituximab die bevorzugte Option bei Patientinnen mit ANCA-assoziierten Vaskulitiden und Kinderwunsch dar.

9.3   Morbus Behçet

Der Morbus Behçet betrifft Frauen vorrangig im gebärfähigen Alter. Schwangerschaften sind daher bei dieser Vaskulitis keine Seltenheit. Schwangerschaftskomplikationen (Aborte, hypertensive Erkrankungen, Frühgeburten) scheinen etwas gehäuft aufzutreten [110]. Die Erkrankung tendiert bei etwa 60 % zu einer Besserung in der Gravidität, in etwa 30 % wurden Schübe beschrieben, meist im Sinne von oralen oder genitalen Ulzera, Erythema nodosa, Arthritis und Uveitis. Eine bestehende Colchicin-Therapie sollte fortgesetzt werden. Es besteht ein erhöhtes Thromboserisiko, daher sollte eher großzügig eine entsprechende Prophylaxe erfolgen [111, 112, 113, 114].

9.4 Adultes Still-Syndrom

Zur Interaktion von Schwangerschaft und adultem Still Syndrom (AOSD) existieren nur vereinzelt Publikationen mit kleinen Fallserien [115, 116, 117]. Eine 2014 publizierte Studie analysierte retrospektiv zehn Schwangerschaften bei acht Frauen mit AOSD. Bei drei Frauen manifestierte sich die Erkrankung erstmals in der Frühgravidität. Alle wurden mit Prednison behandelt. Frühgeburten und Schübe traten bei zwei Patientinnen auf. Eine Patientin entwickelte einen einmaligen Schub eines AOSD nach ihrer zweiten Entbindung. In den vier anderen Schwangerschaften war die Erkrankung bekannt und vor der Konzeption stabil, davon erlebte eine Frau zwei Schwangerschaften ohne Schub oder Komplikationen, eine weitere Patientin hatte acht Monate postpartal eine Aktivierung. Die dritte Patientin hatte eine Exazerbation im ersten Trimenon ihrer zweiten Schwangerschaft und erhielt eine IVIG-Monotherapie. Eine vierte Patientin wurde sieben Jahre nach Erstdiagnose erstmals schwanger, ein Schub im 3. Trimenon wurde komplikationslos mit Prednison behandelt.

Basierend auf eigenen Erfahrungen und den Fallserien in der Literatur kann man schließen, dass ein AOSD während einer Schwangerschaft erstmals (vor allem im 1. und 2. Trimenon) auftreten kann. Schübe können mit geburtshilflichen Komplikationen (Oligohydramnion, Frühgeburten) verbunden sein, was aber auch auf die dann oft in hoher Dosierung eingesetzten Glukokortikoide (Prednison 0.5–1 mg/kg/KG) zurückzuführen sein kann. Bei Frauen mit bekanntem und stabilem AOSD sind Schübe eher selten, treten dann aber v. a. im zweiten Trimenon (und postpartal) auf. Neben Prednison wurden in einigen Fällen intravenöse Immunglobuline eingesetzt, deren Effekt aber nicht klar nachgewiesen werden konnte [118]. IL-1-Rezeptorantagonisten (Anakinra) wurden in drei Schwangerschaften erfolgreich eingesetzt, alle Kinder waren gesund [119, 120]. In der Literatur werden zudem neun Schwangerschaften bei Frauen mit periodischen Fiebersyndromen beschrieben, in denen eine Anakinra-Therapie in der Gravidität fortgesetzt wurde [121].

Der Verlauf aller Schwangerschaften war unkompliziert. Ein intrauteriner Fruchttod trat bei einem Feten einer Zwillingsschwangerschaft ein. Möglicherweise stellt Anakinra die bevorzugte Option in der Schwangerschaft bei AOSD-Patientinnen mit systemischem Verlauf dar.

10. Medikamentöse Therapie in der Schwangerschaft

Ergänzende und aktualisierte Materialien zur medikamentösen Therapie in der Schwangerschaft, zum Aufklärungsgespräch eines individuellen Heilversuches und Internetadressen zum Thema finden Sie unter folgender Web-Adresse: https://sites.google.com/site/rheumaschwangerschaft/

QR-Code:

10.1 Allgemeines

Für alle rheumatischen Krankheiten gilt, dass eine Schwangerschaft möglichst in einer Phase der Remission und bei stabiler Medikation stattfinden sollte. Neben der rheumatischen Erkrankung selbst sind auch schwangerschaftsrelevante Komorbiditäten zu berücksichtigen (z. B. Hypertonie, Diabetes mellitus), die ggf. eine besondere interdisziplinäre Zusammenarbeit erfordern. Während der Gravidität sollte neben den üblichen gynäkologischen Untersuchungen auch regelmäßig eine Kontrolle der Aktivität der rheumatischen Erkrankung erfolgen.

Eine bestehende Therapie wird vor Konzeption auf ihre Notwendigkeit und ihre Fortführbarkeit im Falle einer Schwangerschaft hin überprüft. Bei der Entscheidung muss bedacht werden, dass Medikamente möglicherweise Effekte auf die Fertilität haben bzw. bei ihrer Anwendung in der Schwangerschaft ein Risiko für Mutter und Kind darstellen können. Auf der anderen Seite kann ein Absetzen wichtiger Medikamente aber auch zu einer Verschlechterung der rheumatischen Erkrankung führen und so ein größeres Risiko für das Ungeborene (und die Mutter) darstellen als die Behandlung selbst. In der individuellen Beratung von Patientinnen mit

Kinderwunsch sind daher die Risiken der medikamentösen Therapie einerseits und einer unzureichend therapierten rheumatischen Erkrankung andererseits sorgfältig gegeneinander abzuwägen.

10.2 „Off label Anwendung" in der Schwangerschaft

Ausschlaggebend für die Notwendigkeit einer besonderen Arzneimittelzulassung war in Deutschland die Contergan-Katastrophe. 1957 wurde das Schlafmittel mit dem Wirkstoff Thalidomid in den Handel gebracht und vier Jahre später vom Markt genommen, nachdem sich der Verdacht auf Verursachung von Neugeborenen-Fehlbildungen bestätigt hatte. Zum damaligen Zeitpunkt war lediglich eine Registrierung der auf dem Markt befindlichen Arzneimittel erforderlich. Mit dem Gesetz zur Neuordnung des Arzneimittelrechts von 1976 wurde ein Zulassungsverfahren obligatorisch. Im deutschen Arzneimittelgesetz und vielfältigen europäischen Regelungen ist festgelegt, in welcher Art und Weise Wirksamkeit und Unbedenklichkeit eines Arzneimittels im Rahmen des Zulassungsverfahrens nachgewiesen werden müssen. Eine Problematik ergibt sich insbesondere aus der Tatsache, dass der Einfluss der meisten Medikamente auf die Schwangerschaft beim Menschen nicht oder nur unzureichend geprüft ist.

Die Empfehlung zum Absetzen von Medikamenten in der Schwangerschaft beruht bis auf wenige Ausnahmen nicht auf einer bewiesenen Teratogenität der Substanzen sondern auf fehlenden Daten zur Sicherheit. Oft sind haftungsrechtliche Gründe ausschlaggebend für die Formulierungen in den Packungsbeilagen und Medikamenten-Informationen. Gängige Risikoklassifizierungen (z. B. „Rote Liste", FDA-Klassifizierungen) sind teilweise widersprüchlich. Juristisch ist ein zulassungsüberschreitender Einsatz von Arzneimitteln nicht rechtswidrig, wenn ein für Schwangere nicht zugelassenes Medikament nach dem aktuellen wissenschaftlichen Kenntnisstand hinreichend wirksam, im Vergleich zur unbehandelten Erkrankung weniger bedenklich ist und eine bessere therapeutische Alternative nicht zur Verfügung steht. Die Unbedenklichkeit ist dabei relativ zu verstehen, d. h., es steht kein anderes wirksames Medikament zur Verfügung, das sicherer erscheint und eine Nichtbehandlung wäre im Sinne einer Nutzen-Risiko-Abwägung riskanter [122].

Eine wichtige Publikation zum Einsatz von nicht-biologischen und biologischen Antirheumatika in der Schwangerschaft sind die 2016 von der EULAR publizierten „Points to consider for use of antirheumatic drugs before pregnancy, and during pregnancy and lactation" [123].

10.3 Basisrisiko

In der Beratung in Bezug auf eine medikamentöse Therapie hat es sich bewährt, ein Ehepaar mit Kinderwunsch über das so genannte Basisrisiko für Spontanaborte und kindliche Fehlbildungen aufzuklären.

Die Rate von Spontanaborten beträgt geschätzt 10–15 % aller Schwangerschaften. Die Rate ist vor allem abhängig von der Schwangerschaftswoche (bis 5. SSW – 40 % Aborte; 6.–12. SSW – 14 % Aborte; ab der 13. SSW – 3 % Aborte). Zudem ist das mütterliche Alter von Bedeutung: Aborte sind bei Frauen in den späten 30er Lebensjahren signifikant häufiger [124].

Insgesamt werden 3 bis 6 von 100 Kindern mit Fehlbildungen geboren [122]. Auf europäischer Ebene existiert seit 1979 eine epidemiologische Beobachtung angeborener Fehlbildungen bei Neugeborenen (EUROCAT = European Registration of Congenital Anomalies and Twins [http://www.eurocat-network.eu/]. In Deutschland existiert das Geburtenregister Mainzer Modell als aktives, prospektives und populationsbezogenes Register [http://www.mainzermodell.de/content/Geburtenregister.4.0.html]. Die Häufigkeit an Fehlbildungen ist unter anderem auch abhängig davon, wie sorgfältig man danach sucht.

Tabelle 11: Basisrisiko kongenitaler Fehlbildungen in zwei großen Geburtsregistern

	Mainzer Geburtenregister Aktive Erfassung 1990–2001 40.083 Kinder: 6,4 % mit großen Fehlbildungen	EUROCAT Passive Erfassung 1980–1999 11.002.048 Kinder: 2.2 % mit großen Fehlbildungen
Muskel- und Skelettsystem	237	62
Kardiovaskuläres System	147	54
Internes Urogenitalsystem	108	30
Zentral-Nerven-System	68	26
Gastrointestinaltrakt	55	26
Chromosomenveränderung	51	29
Externes Urogenitalsystem	46	13
Gesichtsspalten	39	15
Auge	10	5
Ohr	9	6

Bis zu 70 % der angeborenen Anomalien können ätiologisch nicht eindeutig geklärt werden. Bekannte Ursachen angeborener Entwicklungsstörungen sind: mütterliche Erkrankungen (einschließlich Infektionen): 3 %; monogenetische Erkrankungen: bis 20 %; chromosomale Anomalien: bis 10 %; anatomische Faktoren: bis 3 %; chemische und physikalische Ursachen, wie Nikotin, Alkohol und Arzneimittel, Umwelteinflüsse: ~ 2–4 % [122].

10.4 Beratungsstellen für Arzneimittelrisiken in der Schwangerschaft in Deutschland

Pharmakovigilanz- und Beratungszentrum für Embryonaltoxikologie

Charité – Universitätsmedizin Berlin

Spandauer Damm 130, Haus 10 – 14050 Berlin

Tel. (+49) (0)30/30308-111 (Beratung)

E-Mail: mail@embryotox.de

Internet: www.embryotox.de

Krankenhaus St. Elisabeth

Elisabethenstr. 17

88212 Ravensburg

Tel. (+)49 (0)751-872788

E-Mail: paulus@reprotox.de

Internet: www.reprotox.de

Weitere Zentren in Europa finden sich unter:

European Network of Teratology Information Services:

http://www.entis-org.eu/

10.5 Nicht Steroidale Antiphlogistika (NSAR)

Fertilität: NSAR scheinen den Eisprung verzögern oder verhindern zu können und damit in Einzelfällen zu Fertilitätsstörungen beizutragen. Es ist nicht bekannt, wie häufig dies tatsächlich der Fall ist, bei welcher Dosis und für wie lange die Wirkung andauert. Bei Patientinnen, die bei Kinderwunsch nicht schwanger werden, sollte die Möglichkeit eines durch NSAR verzögerten Eisprungs in Betracht gezogen werden, eine Einnahmepause um die Zeit des Eisprungs ist dann evtl. sinnvoll [125, 126].

Plazentagängig: ja

Fehlbildungsrisiko: **1. Trimenon:** kein erhöhtes Fehlbildungsrisiko (NSAR, ASS; zu Cox-II-Hemmern liegen deutlich weniger Daten vor). **2.-3. Trimenon:** Bei Einsatz im 3. Trimenon kann es zu Auswirkungen auf die fetale Nierenfunktion kommen. Der konstringierende Effekt der NSAR auf den Ductus arteriosus wurde ab der 27. SSW nachgewiesen, er ist in der Regel innerhalb von 24 bis 72 Stunden nach Absetzen des NSAR reversibel. Ein Zusammenhang zwischen NSAR und persistierendem pulmonalen Hypertonus bei Neugeborenen wurde diskutiert, bisher aber nicht bestätigt. Bei Anwendung im letzten Trimenon kann es zudem zu einer prolongierten Schwangerschaft und Geburt als Folge der Wehenhemmung sowie zu einer verstärkten Blutungsneigung kommen. Eine Anwendung aller NSAR sollte daher nur bis zur 32. SSW (Ausnahme: niedrig dosiertes ASS) erfolgen.

Planung einer Schwangerschaft: NSAR können als Analgetikum oder zur antiphlogistischen Therapie in den ersten zwei Dritteln der Schwangerschaft verwendet werden. Ab spätestens der 32. SSW sind NSAR (Ausnahme: ASS in niedriger Dosis) zu meiden. Präparate mit kurzer Halbwertszeit (HWZ) sind zu bevorzugen. Die meisten Erfahrungen bestehen zu Indometacin, Ibuprofen und Diclofenac. Zu den selektiven Cox-2-Hemmern gibt es kaum Daten, daher wird empfohlen, diese auf konventionelle NSAR umzustellen.

Stillen: erlaubt

10.6 Acetylsalicylsäure (ASS)

Die Wirkungsweise von ASS ist dosisabhängig; bei niedrigen Dosen kommt es zu einer Hemmung der Synthese von Thromboxan mit Verminderung der Thrombozytenaggregation, bei höheren Dosen (Einzeldosen ab 500 mg) zur Hemmung der Prostaglandinsynthese mit analgetischer und antiphlogistischer Wirkung.

Fertilität: Eine Thrombozytenaggregationshemmung mit niedrig dosierter ASS scheint die Fertilität (zumindest beim SLE/APS) eher zu erhöhen als negativ zu beeinflussen.

Plazentagängig: ja
Fehlbildungsrisiko: 1. Trimenon: Nicht teratogen. Fraglich von Nutzen bei Nidationsstörungen. **2.–3. Trimenon:** Mögliche Risiken einer längeren, höher dosierten Therapie im 3. Trimenon bestehen in antenatalen Blutungen aufgrund einer verlängerten Blutungszeit und in einem vorzeitigen Verschluss des Ductus arteriosus beim Fetus. In Studien mit niedrig dosiertem ASS (80–300 mg/d) wurden diese Komplikationen jedoch nicht beschrieben. ASS reduziert im zweiten und dritten Trimenon das Risiko für Präeklampsie und eine schwangerschaftsinduzierte Hypertonie bei Risiko-Patientinnen und wird daher vor allem bei SLE mit renaler Beteiligung empfohlen (s. o.). Beim Antiphospholipidsyndrom wird ASS in niedriger Dosis zur Abortprophylaxe am besten bereits vor Konzeption und bis zur 35. SSW oder zur Geburt eingesetzt (s. Kapitel 6).
Stillen: erlaubt

10.7 Clopidogrel

Es gibt einige Fallberichte zum Einsatz des Thrombozytenaggregationshemmers Clopidogrel in der Schwangerschaft bei Frauen mit meist kardialer Indikation. Die Daten deuten ebenso wenig wie Tierexperimente auf teratogene oder fetotoxische Risiken hin [127]. Clopidogrel wurde meist 7 Tage vor geplanter Entbindung pausiert und 12 Stunden postpartum erneut eingesetzt. Bei Unverträglichkeiten einer niedrig dosierten ASS-Therapie kann Clopidogrel verordnet werden.

10.8 Phenprocumoun

Zu den Vitamin K Antagonisten (Cumarin-Derivate) zählen Acenocoumarol, Phenprocoumon und Warfarin.
Plazentagängig: Die verschiedenen Vitamin-K-Antagonisten sind plazentagängig.
Fehlbildungsrisiko: 1. Trimenon: Cumarin-Derivate erhöhen das allgemeine Risiko für Fehlbildungen und Frühaborte. Im Vordergrund der Cumarin-Embryopathie stehen Skelettanomalien, v. a. Mittelgesichtshypoplasien. Es sind aber auch Störungen der

Ohren/Augenentwicklung, Herzfehlbildungen, Nierenagenesie etc. dokumentiert. Auch ein erhöhtes Spontanabortrisiko wird beschrieben.

Eine Metaanalyse aus 2002 der bis dahin publizierten Fallserien und Kohorten errechnet ein Risiko von etwa 6 % Cumarin-Embryopathien, auch bei Therapie während der gesamten Schwangerschaft [128]. Eine große prospektive Kohortenstudie (666 Frauen, die bis in die Schwangerschaft hinein behandelt wurden im Vergleich mit einer nicht-behandelten Kontrollgruppe) zeigte ein signifikant erhöhtes Risiko für größere Fehlbildungen (4.9 % vs. 1.4 %; OR 3.86) nach Exposition im ersten Trimenon. Diese Fehlbildungen waren jedoch heterogen, typische Cumarin-Embryopathien wurden nur bei zwei lebendgeborenen Kindern beobachtet (0.6 %) [129].

2.–3. Trimenon: Bei Gabe nach dem ersten Trimenon sind selten fetale Hirnblutungen beobachtet worden.

Planung einer Schwangerschaft: Cumarine gelten in der Schwangerschaft als kontraindiziert, eine Cumarin-Embryopathie wurde aber bisher nur beobachtet, wenn länger als bis zur 8. Schwangerschaftswoche (nach letzter Regel) behandelt wurde. Es wird daher oft von einer „sensiblen Phase" zwischen Woche 6 bis 9 gesprochen. Es ist zu empfehlen, dass eine Cumarin-Therapie möglichst schon ab Planung einer Schwangerschaft bzw. wenn ein Wechsel vor Konzeption für die Mutter zu riskant ist, spätestens mit Ausbleiben der Regelblutung abgesetzt wird (Voraussetzung ist hierfür ein regelmäßiger Zyklus). Es folgt dann eine Umstellung auf andere Antikoagulanzien, meist Heparin (in therapeutischer Dosis).

Konsequenzen nach (versehentlicher) Anwendung in der Schwangerschaft: Die Therapie sollte umgehend abgesetzt bzw. auf Heparin umgestellt und eine sonographische Feindiagnostik angeboten werden. Das Fehlbildungsrisiko unter (versehentlich) bis in das 1. Trimenon hinein weitergeführter niedrig dosierter Therapie scheint bei 6 % zu liegen. Das Risiko für einen frühen Abort ist erhöht.

Stillen: erlaubt

10.9 Heparin

Heparin verursacht eine Wirksamkeitsverstärkung von Antithrombin, dem körpereigenen Hemmstoff der Blutgerinnung. Daraus erklärt sich die Notwendigkeit des ausreichenden Vorhandenseins von Antithrombin für die Wirkung von Heparin. Unfraktioniertes Heparin (UFH) hemmt die Faktoren IIa und Xa etwa gleich stark, niedermolekulare Heparine (NMH oder LMWH, z. B. Dalteparin, Enoxaparin) hemmen vor allem Faktor Xa. Heparine sind weder teratogen noch entwicklungstoxisch. Eine Langzeittherapie mit UFH über mehrere Monate in der Schwangerschaft kann z. B. über eine Aktivierung der Osteoklasten zu einer Osteoporose führen. NMH haben einen geringeren Einfluss auf den Knochenstoffwechsel. Eine systematische Literaturanalyse zur Sicherheit von LMWH in fast 2.800 Schwangerschaften (entweder zur Behandlung einer akuten venösen Thromboembolie oder zur Thromboseprophylaxe) ergab Blutungsereignisse und allergische Hautreaktionen bei jeweils knapp 2 %. Die Autoren fanden keinen Fall einer Heparin induzierten Thrombozytopenie (HIT) Typ II. Thrombozytopenien ohne Bezug zu LMWH traten in 0.11 % der Fälle auf und osteoporotische Knochenfrakturen in [130]. Bei Schwangeren sollte während der LMWH-Therapie in den ersten Wochen ein- bis zweimal pro Woche die Thrombozytenzahl bestimmt werden.

In der Praxis haben LMWH das unfraktionierte Heparin weitgehend verdrängt. Bei Niereninsuffizienz wird jedoch UFH empfohlen. Bei Heparin-Unverträglichkeit können die ebenfalls parenteral einzusetzenden Faktor Xa Antagonisten Danaparoid oder Fondaparinux zur alternativen Antikoagulation eingesetzt werden.

10.10 Fondaparinux

Fondaparinux ist zugelassen zur Prophylaxe von Thrombosen und Lungenembolien bei Patienten nach größeren orthopädischen Eingriffen, allgemeinchirurgischen und internistischen Patienten, zur Therapie von tiefen Venenthrombosen (TVT) oder Lungenembolien sowie zur Therapie des akuten Koronarsyndroms und zur

Thromboseprophylaxe und Antikoagulation z. B. bei Heparin-induzierter Thrombozytopenie Typ II (HIT-II). Fondaparinux ist plazentagängig. Bei Untersuchungen von Mutter-Kind-Paaren war etwa 10 % der mütterlichen Dosis im Nabelschnurblut nachweisbar. In der Literatur liegen aktuell insgesamt 15 Fallberichte zum Einsatz in der Schwangerschaft vor (Einsatz in 6/15 im ersten Trimenon, in 8/15 im zweiten Trimenon, in 1/15 nur im dritten Trimenon) [131]. In 6/15 Schwangerschaften wurde die prophylaktische Dosierung von Fondaparinux (2.5 oder 5 mg/d), in 9/15 die volle Dosis (7.5 oder 10 mg/d) eingesetzt. Von diesen 15 Schwangerschaften verliefen zehn unkompliziert mit der Geburt gesunder Babys. Bei weiteren fünf Schwangerschaften traten Komplikationen auf: Eine Patientin erlebte eine erneute venöse Thrombembolie trotz voller Behandlungsdosis. Es traten zwei Aborte auf, eine Schwangerschaft wurde in der 23. SSW aufgrund der fetalen Anomalien (Fallot-Tetralogie und Dandy-Walker-Syndrom) abgebrochen. Eine Zwillingsschwangerschaft endete in der 22. SSW mit einem vorzeitigen spontanen Blasensprung, nur einer dieser Zwillinge überlebte nach langem Intensivstationsaufenthalt. Bei einer weiteren Patientin wurde eine wichtige praktische Fragestellung in der Behandlung von Schwangeren mit Fondaparinux-Therapie deutlich. Diese Schwangerschaft führte wahrscheinlich aufgrund mangelnder Erfahrung mit dem Management der Therapie zum Zeitpunkt der Entbindung zu einem Kind mit Zerebralparese. Die Mutter hatte sich mit reduzierten Kindsbewegungen und pathologischem CTG vorgestellt, ein Notfallkaiserschnitt wurde jedoch verzögert aufgrund von Bedenken hinsichtlich mütterlicher Blutungen. Von den zwölf Schwangerschaften mit gesunden Kindern wurden sieben spontan entbunden, zwei mittels Zangengeburten und drei mit Kaiserschnitt. Für diese Entbindungen hatten fünf Frauen eine Regionalanästhesie erhalten.

Abbildung 1: Algorithmus zum Management einer schwangeren Patientin unter Fondaparinux-Therapie (adaptiert von [131])

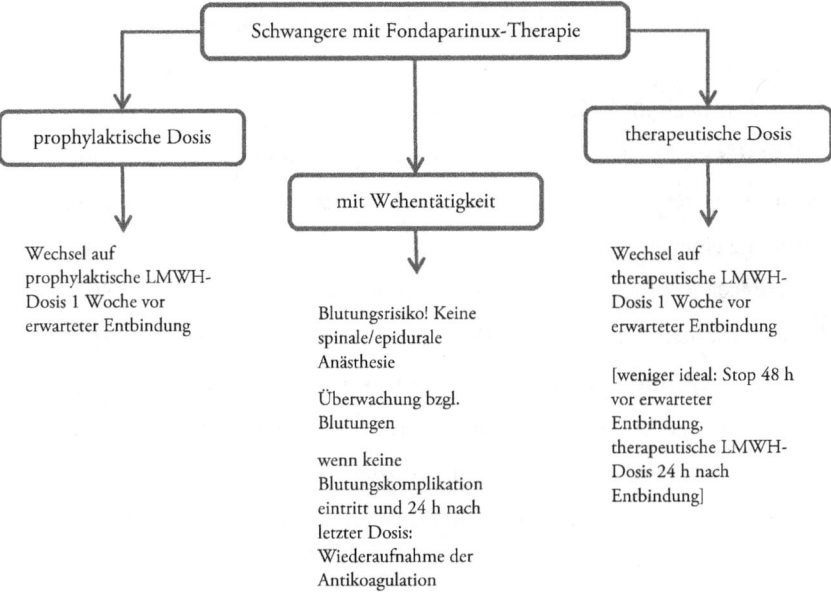

10.11 Direkte orale Antikoagulanzien (DOACs)

Zu den direkten (oder neuen) oralen Antikoagulanzien zählen die oral zu verabreichenden Faktor Xa Antagonisten Rivaroxaban, Apixaban und Edoxaban sowie der Thrombin Antagonist Dabigatran (Tabelle 12).

Entsprechend den Empfehlungen des 14. internationalen Kongresses zu Antiphospholipid-Antikörpern sollen DOACs bei APS-Patienten mit Z. n. TVT und/oder Lungenembolie nur dann erwogen werden, wenn eine Allergie, Unverträglichkeit oder schlechte Kontrolle (!) der Antikoagulation unter Vitamin K Antagonisten besteht [132]. Vor allem junge Frauen mit APS werden zunehmend aber auch vor allem bei Schwierigkeiten der INR-Einstellung mit DOACs behandelt. Eine Therapie bei APS-Patienten mit einem Z. n. tiefer Venenthrombose oder einer Lungenembolie wäre nicht off-label. Prospektive Studien sind notwendig, um den

Stellenwert von DOACs beim APS beurteilen zu können. In diesem Zusammenhang kann auf eine bereits an einem Londoner Zentrum laufende, offene, prospektive, randomisierte, kontrollierte Studie (Rivaroxaban in Antiphospholipid Syndrome (RAPS), IRSCTN 68222801, n = 156 Patienten) Studie verwiesen werden, deren Ergebnisse noch für 2016 erwartet werden.

DOACs sind in der Schwangerschaft bislang kaum untersucht. Sie wurden teils bei schwangeren Frauen mit Überempfindlichkeitsreaktionen auf niedermolekulare Heparine eingesetzt.

Rivaroxaban hat auch bei eingeschränkter Nierenfunktion (GFR 30–80 ml/min) keinen erhöhten Plasmaspiegel. Tierexperimentelle Daten zeigten bei Ratten und Kaninchen erhöhte Raten an Aborten, Skelett- und Blutgefäßmalformationen unter klinisch relevanten Plasmakonzentrationen. Die Geburt eines gesunden Kindes nach Exposition mit Rivaroxaban in reduzierter Dosis bis zur 19. SSW ist publiziert. Zu Apixaban und Dabigatran liegen keine Publikationen zur Anwendung bei Schwangeren vor.

Tabelle 12: Direkte orale Antikoagulatien (DOACs) und deren Zulassung (*) Stand 01/2016

Substanz	Handelsname	Inhibition	Zulassung*	Tagesdosis [mg]
Dabigatran	Pradaxa®	F IIa (Thrombin)	1 2 3	1 x 150 – 220 2 x 110 –150 2 x 110 – 150
Rivaroxaban	Xarelto®	F Xa	1 2 3 4	1 x 10 1 x 20 2 x 15 → 1 x 20 2 x 2,5
Apixaban	Eliquis®	F Xa	1 2 3	2 x 2,5 2 x 2,5 – 5 2 x 10 → 5 → 2,5
Edoxaban	Lixiana®	F Xa	2 3	1 x 60

1. Primärprävention venöser Thromboembolien bei Erwachsenen nach elektivem Hüft- oder Kniegelenkersatz
2. Prävention von Schlaganfall und systemischer Embolie bei Erwachsenen mit nichtvalvulärem Vorhofflimmern und einem oder mehreren Risikofaktoren (CHADS2-Score)
3. Behandlung tiefer Venenthrombosen (TVT) und Lungenembolien sowie *Prophylaxe von rezidivierenden TVT und Lungenembolien bei Erwachsenen*
4. Prophylaxe atherothrombotischer Ereignisse bei Erwachsenen nach akutem Koronarsyndrom mit erhöhten kardialen Biomarkern, zusätzlich zu ASS allein oder ASS plus Clopidogrel oder Ticlopidin

10.12 Glukokortikoide (GC)

Bei einer aktiven entzündlich-rheumatischen Erkrankung sind Glukokortikoide (GC) in der Schwangerschaft Therapie der ersten Wahl.

Fertilität: GC scheinen die Fertilität nicht negativ zu beeinflussen.

Plazentagängig: Die verschiedenen GC sind unterschiedlich plazentagängig. Prednison und Prednisolon werden zum großen Teil von den 11-Betahydroxylasen der Plazenta inaktiviert und der Fetus daher weitgehend geschützt. Nur etwa 10 % der Prednisolonderivate erreichen den Fötus, hingegen erscheinen 33 % des Betamethason und 50 % des Dexamethason in der fötalen Zirkulation. Aus diesem Grund sind Prednisolon und Prednison zur Behandlung in allen Abschnitten der Schwangerschaft geeignet. Für eine kindliche Therapie z. B. bei AV-Block im Rahmen eines neonatalen LE oder für die so genannte „Lungenreifung" werden fluorierte Steroide (Dexamethason oder Betamethason) eingesetzt, da diese „plazentagängig" sind.

Fehlbildungsrisiko: GC scheinen das allgemeine Risiko für Fehlbildungen und Frühaborte nicht zu erhöhen. Ältere Studien diskutierten ein leicht erhöhtes Risiko für Lippen-Kiefer-Gaumenspalten [133]. Dies wurde in jüngeren Untersuchungen nicht bestätigt [134]. So zeigte eine dänische Studie (> 50.000 Schwangerschaften mit GC-Exposition) kein erhöhtes Risiko für Lippen-Kiefer-Gaumen-Spalten [135].

Grundsätzlich sollte aufgrund der möglichen unerwünschten Wirkungen die niedrigste effektive Dosis eingesetzt werden. Wenn es die Erkrankungsaktivität erfordert, sind aber auch mittlere bis hohe Dosierungen möglich. Prolongierte Gaben von GC, insbesondere Dosen über 20 mg Prednisolon-Äquivalent/Tag erhöhen aber das Risiko für mütterliche Komplikationen (Hypertonie, Diabetes, Osteoporose), für Frühgeburten und wahrscheinlich für ein niedrigeres Geburtsgewicht. Es sollte an eine Osteoporoseprophylaxe (calciumreiche Kost, Vitamin D) gedacht werden. Bei längerer Steroidtherapie empfehlen manche Autoren eine Stressprophylaxe am Tag der Geburt (z. B. Methylprednisolon 10–15 mg).

Stillen: erlaubt

10.13 Bisphosphonate

Insbesondere für Frauen, die mit Glukokortikoiden behandelt werden, ist eine Osteoporoseprophylaxe in der Gravidität bedeutsam. In der Schwangerschaft und Stillzeit sollte eine Prophylaxe mit Vitamin D und calciumreicher Kost erfolgen.

Bisphosphonate können noch lange nach Absetzen einer Therapie im Knochen nachweisbar sein. Bei Feten von Mäusen und Ratten war eine Bisphosphonat-Exposition mit vermindertem Knochenwachstum und niedrigerem Gewicht verbunden.

Die verwendete Dosis war hier deutlich höher als die beim Menschen empfohlene. Eine 2014 publizierte Übersicht konnte in der Literatur 15 Publikationen zu insgesamt 65 Mutter-Kind-Paaren mit Bisphosphonat-Exposition (Alendronat, Ibandronat, Risedronat, Etidronat, Pamidronat, Tiludronat und Zoledronsäure) vor/in der Schwangerschaft identifizieren [136]. Die berichtete Dosis und Dauer der Therapien war dabei sehr unterschiedlich. Als mögliche Nebenwirkungen wurden geringfügig verkürzte Schwangerschaftsdauer und niedrigeres Geburtsgewicht genannt sowie transiente neonatale Elektrolyt-Abnormitäten (z. B. Hypokalzämie, Hyperkalzämie, Hyperphosphatämie); langfristige Folgen für die Gesundheit wurden bislang nicht berichtet.

Empfehlung: Aufgrund unzureichender Daten sollte eine Bisphosphonat-Therapie möglichst sechs Monate vor Konzeption beendet werden [137]. Bei Bisphosphonat Exposition in der Spätschwangerschaft sollte das Neugeborene auf Elektrolytstörungen hin untersucht werden.

10.14 Denosumab

Zu Denosumab (IgG2-anti-RANKL-Antikörper, der die Knochenresorption hemmt) liegen keine Daten zur Wirkung auf die Fortpflanzungsfähigkeit des Menschen vor. Tierexperimentelle Studien weisen nicht auf eine direkte oder indirekte schädigende Wirkung hin. Zu humanen Schwangerschaften existieren keine Publikationen.

Im Mutterleib exponierte Affenkinder wiesen eine erhöhte postnatale Sterblichkeit, verringerte Körpergewichtszunahme und vermindertes Wachstum/Entwicklung auf [138]. In einer weiteren Studie bei Javaner Affen, bei denen Denosumab während der gesamten Trächtigkeit mit „Area under the curve"-Expositionen, die 119-fach höher waren als die humantherapeutische Dosis, gab es einen Anstieg von Fehlgeburten und postnataler Mortalität; abnormes Knochenwachstum mit dem Ergebnis reduzierter Knochenstärke, reduzierte Hämatopoese und Zahnfehlstellungen;

Fehlen von peripheren Lymphknoten und vermindertes neonatales Wachstum [139]. In einem Zeitraum von sechs Monaten nach der Geburt zeigte sich eine Wiederherstellung der meisten knochenbezogenen Veränderungen. Die Auswirkungen auf Lymphknoten und Zahnfehlstellungen persistierten. Der Skelett-Phänotyp ähnelt dem menschlicher Säuglinge mit einer Osteoklasten-armen Osteopetrose durch inaktivierende Mutationen von RANK oder RANKL.

Stillzeit: Es ist nicht bekannt, ob Denosumab in die Muttermilch übergeht.

Empfehlung: Denosumab wird für die Anwendung bei Schwangeren und in der Stillzeit nicht empfohlen.

10.15 Sulfasalazin

Fertilität: Bei Frauen nicht beeinflusst, bei Männern wird in bis zu 80 % eine reversible Oligospermie beschrieben. Nach Absetzen der Therapie trat im Durchschnitt nach zwei bis fünf Monaten eine Schwangerschaft der Partnerin ein [140]. Ein Folsäuremangel sollte auch beim Mann ausgeglichen werden, da er die Spermienproduktion negativ beeinflussen kann [141].

Plazentagängig: ja

Fehlbildungsrisiko: 1. Trimenon: Eine Metaanalyse von sieben Studien verglich den Ausgang von 642 Schwangerschaften, in denen 5-ASA-Therapeutika eingesetzt wurden mit > 1.000 Schwangerschaften ohne Exposition. In der Gruppe der behandelten Schwangerschaften fand sich kein signifikant erhöhtes Risiko für Fehlbildungen oder Aborte [142]. Jüngere Registerbasierte Untersuchungen bestätigten dies [143]. **2.–3. Trimenon:** Unter der üblichen Dosierung scheint kein erhöhtes Risiko zu bestehen.

Planung einer Schwangerschaft: Sulfasalazin kann in der gesamten Schwangerschaft eingesetzt werden [123]. Es sollte vor Konzeption und in der Gravidität eine begleitende etwas höhere Folsäuresubstitution erfolgen. Zur Dosis existieren keine validierten Empfehlungen. Empfohlen wurden kürzlich 5 mg Folsäure/Tag [144]. Gegebenenfalls sollte der Folsäurespiegel gemessen werden.

Stillzeit: Durchfälle beim gestillten Kind sind nicht auszuschließen. Bei einer mütterlichen Dosis von 2 g/d wurde eine deutlich geringere relative Dosis für den gestillten Säugling errechnet.

10.16 Hydroxychloroquin (HCQ)/Chloroquin (CQ)

Fertilität: scheint nicht beeinflusst
Plazentagängig: ja
Fehlbildungsrisiko: 1. Trimenon: Bei einer Malariaprophylaxe mit kurzfristiger, niedriger Dosierung fanden mehrere Untersuchungen mit mehr als tausend insbesondere mit CQ exponierten Schwangeren keinen Hinweis auf ein erhöhtes Fehlbildungsrisiko. Zu rheumatischen Erkrankungen existieren mehrere hundert publizierte Schwangerschaften (mehr Daten zu HCQ als zu CQ). In Nachuntersuchungen von über 100 intrauterin exponierten Kindern im Alter von bis zu zwei Jahren wurden keine visuellen, akustischen oder sonstige Entwicklungsdefizite gefunden [145, 146, 147, 148, 149]. **2.–3. Trimenon:** Keine negativen Auswirkungen bekannt.
Planung einer Schwangerschaft unter Therapie: Eine antirheumatische Therapie mit HCQ/CQ kann auch in der Schwangerschaft fortgeführt oder begonnen werden. Bei SLE wird ausdrücklich die Fortsetzung der Therapie während der gesamten Schwangerschaft empfohlen, weil das Risiko einer Krankheitsexazerbation mit Folgen für Mutter, Schwangerschaft und Fetus nach Absetzen größer ist als das (geringe) Restrisiko durch die mütterliche Medikation. Hierzu existieren zwei prospektive Studien bei SLE-Patientinnen [150, 151].
Stillen: Eine Therapie mit HCQ oder CQ ist mit dem Stillen vereinbar [152]. HCQ/CQ gehen in die Muttermilch über und lassen sich im Urin gestillter Säuglinge nachweisen. Über Symptome wurde bisher nicht berichtet. Trotz der langen Halbwertszeit und der Gefahr einer Wirkstoffakkumulation beim Säugling scheint das Stillen nicht mit unerwünschten Nebenwirkungen beim Säugling einherzugehen.

10.17 Methotrexat (MTX)

Methotrexat (MTX) ist ein Folsäureantagonist mit teratogener und abortiver Wirkung [153]. Diese Ausführungen beziehen sich auf die niedrig dosierte Therapie bei rheumatischen Erkrankungen und sind nicht auf andere Dosierungen übertragbar.

Fertilität: Bei Frauen nicht beeinflusst, bei Männern ist ein (einziger) Fall einer reversiblen Oligospermie beschrieben [154]. Ein Folsäuremangel sollte ausgeglichen werden, da er die Spermienproduktion negativ beeinflussen kann [141].

Plazentagängig: ja

Fehlbildungsrisiko: 1. Trimenon: Typische Fehlbildungen bei MTX-Behandlung sind Neuralrohrdefekte, Schädel- und Skelettanomalien. Es wird eine kritische Phase für Fehlbildungen zwischen der 6. und 8. SSW postuliert. MTX-Embryopathien nach niedrig dosierter Therapie sind auf wenige Einzelfälle beschränkt. Prospektive Daten zur fetalen Exposition nach Konzeption zeigen eine Fehlbildungsrate von etwa 6–8 %. Die Abortrate ist deutlich erhöht (etwa 40 %) [155]. **2.–3. Trimenon:** Erfahrungen zu niedrig dosierten Therapie sind bisher nicht beschrieben. Wie andere Zytostatika auch, kann MTX im Rahmen einer Krebstherapie zur intrauterinen Wachstumsverzögerung, zur Myelosuppression und äußerst selten auch zum intrauterinen Fruchttod führen.

Planung einer Schwangerschaft: Bei konkreter Planung muss MTX auf ein sichereres Antirheumatikum umgesetzt werden. Empfohlen wird ein Absetzen ein bis drei Monate vor Konzeption [123, 144]. Mit dem Absetzen von MTX sollte eine etwas höhere Folsäuresubstitution erfolgen und diese sollte in der Schwangerschaft fortgesetzt werden. Zur Dosis existieren keine validierten Empfehlungen. Empfohlen wurden kürzlich 5 mg Folsäure/Tag [144]. Gegebenenfalls sollte der Folsäurespiegel gemessen werden.

Konsequenzen nach (versehentlicher) Anwendung in der Schwangerschaft: Die Therapie sollte umgehend abgesetzt bzw. auf ein sichereres Antirheumatikum umgestellt, eine Folsäuregabe (5 mg Folsäure/Tag) eingeleitet und eine sonographische Feindiagnostik angeboten werden. Das Fehlbildungsrisiko unter (versehentlich) ins 1. Trimenon hinein weitergeführter niedrig dosierter Therapie scheint bei 6–8 % zu liegen. Das Risiko für einen frühen Abort ist deutlich erhöht.

Stillzeit: Stillen wird nicht empfohlen, da kaum Daten vorliegen. Ein 2014 publizierter Fallbericht beschreibt eine 34-jährige RA-Patientin die trotz Therapie mit Kortison, HCQ und SSZ in der Stillzeit einen schweren Schub entwickelte. Die Patientin stillte ihr zu dieser Zeit 5 Monate altes Baby weitere 9 Monate unter Therapie mit MTX (25 mg sc/Woche). In der Muttermilch fanden sich geringste Konzentrationen, klinische Symptome wurden bei dem Kind nicht beobachtet [156].

Zeugung: Zur Zeugung liegen prospektive Daten aus teratologischen Informationszentren vor. Bei insgesamt etwa 150 Schwangerschaften mit väterlicher Methotrexat-Exposition (Therapie bei bzw. bis zu drei Monate vor Konzeption, Dosis 7.5–30 mg/Woche) wurde kein erhöhtes Risiko für Fehlbildungen, Spontanaborte, Frühgeburten oder niedrigeres Geburtsgewicht berichtet. Etwas mehr Schwangerschaften mit MTX-Exposition wurden elektiv terminiert als in einer Kontrollgruppe. Aufgrund dieser Daten und den zusätzlichen Einzelfallberichten in der Literatur erscheint eine Zeugung unter Methotrexat-Therapie unbedenklich [157, 158, 159]. Die Autoren empfehlen aufgrund dessen bei entsprechender Indikation kein Absetzen einer MTX-Therapie bei Zeugungswunsch.

10.18 Leflunomid

Fertilität: keine Daten

Plazentagängig: ja

Fehlbildungsrisiko: Leflunomid, ein Pyrimidinsynthesehemmer, war im Tierversuch bei Serumkonzentrationen teratogen, die den therapeutischen Werten beim Menschen entsprechen. Es wird daher von einer Gabe während der gesamten Schwangerschaft abgeraten [123]. Daten zur Einnahme von Leflunomid während einer Schwangerschaft beim Menschen sind jedoch sehr spärlich. Ein Fall von einem Kind mit angeborener Blindheit und Zerebralparese wurde publiziert. Die einzigen prospektiven Daten der OTIS-Gruppe (Organisation of Teratology Information Specialists) zeigten keine erhöhte Rate an Fehlbildungen im Vergleich von 43 exponierten zu 78 nicht-exponierten RA-Schwangerschaften und zu 47 Schwangerschaften bei Frauen ohne RA [160]. Bei allen Leflunomid-exponierten Schwangerschaften wurde ein Auswaschverfahren durchgeführt!

Planung einer Schwangerschaft: Leflunomid sollte bei Kinderwunsch und in der Schwangerschaft vermieden werden. Da Metaboliten nach Absetzen noch etwa für zwei Jahre im Körper verbleiben können, sollte bei Kinderwunsch (und bei versehentlich eingetretener Schwangerschaft) ein Auswaschverfahren (z. B. mit Cholestyramin [8 g dreimal täglich für 11 Tage] oder Aktivkohle) durchgeführt werden. Nach Beendigung des Auswaschverfah-rens und noch einmal 14 Tage danach soll nach Herstellerangabe der aktive Leflunomid-Metabolit (A771726) bestimmt werden (E-Mail an: leflunomid@medac.eu). Als sicher wird ein Spiegel < 0.02 mg/l angegeben (bei höheren Spiegeln erneute Cholestyramin-Gabe).

Stillzeit: Berichte über gestillte Säuglinge fehlen. Es wird zum Abstillen geraten.

Zeugung: Daten fehlen. Es wird daher auch bei Männern mit Zeugungswunsch zu einem Auswaschverfahren geraten.

10.19 Gold

Gold wird heute nur noch selten als DMARD bei der RA eingesetzt und ist seit 2016 in Deutschland nicht mehr verfügbar. Es existiert eine retrospektive Untersuchung zu 20 Schwangerschaften, die bei 14 Frauen unter einer i. m. Gold-Therapie im Zeitraum 1992 bis 2006 eintraten [161]. Vier Frauen setzten die Therapie bis zur Entbindung fort, die anderen Patientinnen setzten die Therapie mit Bekanntwerden der Schwangerschaft ab. Es kam zu fünf frühen Spontanaborten, davon zwei Aborte bei einer Frau mit bekannter chromosomaler Veränderung (Robertson-Translokation). 16 Kinder kamen gesund zur Welt. Ein Baby wurde mit einer Augenmuskelschwäche geboren, die operiert wurde und ein Baby hatte bei der Geburt eine Tränenkanalstenose. Gold ist prinzipiell eine Therapieoption bei Frauen mit Kinderwunsch [162].

10.20 Colchicin

Colchicin ist ein Trockenextrakt aus Herbstzeitlosensamen. Es ist plazentagängig und besitzt als Mitosehemmstoff mutagene und genotoxische Eigenschaften. Colchicin stellte vor Verfügbarkeit der IL-1 Antagonisten die einzige wirksame Therapie zur Vorbeugung von Attacken beim Familiären Mittelmeerfieber (FMF) und der sich bei FMF-Patienten entwickelnden Amyloidose der Niere dar.

Fertilität: Es gibt keine dokumentierten negativen Effekte auf die weibliche Fertilität [163, 164]. Eine Untersuchung von 150 Männern mit FMF unter Colchicin-Therapie berichtete von zwei Fällen von Oligospermie [165].

Plazentagängig: ja

Fehlbildungsrisiko: 1. Trimenon: Die Behandlung des Familiären Mittelmeerfiebers (FMF) mit Colchicin scheint zur Senkung des Abortrisikos gegenüber unbehandelten Frauen zu führen. Eine teratogene Wirkung ist nach Auswertung von mehr als 1.000 im 1. Trimenon behandelten Schwangeren bisher nicht erkennbar. Im Gegensatz dazu wurde bei einigen Tierspezies eine erhöhte Fehlbildungsrate beobachtet. Diskutiert wurde eine Erhöhung von chromosomalen Anomalien, die sich jedoch nicht bestätigen ließ [166, 167].

2.–3. Trimenon/perinatal: keine negativen Auswirkungen bekannt

Planung einer Schwangerschaft unter Therapie: Beim FMF sollte eine Colchicintherapie auch in der Schwangerschaft weitergeführt werden [123].

Konsequenzen nach Anwendung in der Schwangerschaft: Eine Chromosomenuntersuchung (Amniozentese) wird nicht routinemäßig empfohlen [168]. Zur Bestätigung der normalen Organentwicklung des Fetus sollte eine Ultraschallfeindiagnostik durchgeführt werden.

Stillzeit: Zur kontinuierlichen Anwendung von Colchicin in der Stillzeit gibt es nur wenige dokumentierte Erfahrungen. Die Colchicin-Konzentrationen in Serum und Muttermilch wurden bei vier Frauen mit FMF unter Langzeittherapie mit Colchicin zu verschiedenen Zeitpunkten nach Einnahme untersucht. Die Konzentrationen in der Muttermilch waren ähnlich der Serumspiegel, es fanden sich individuell allerdings deutliche Unterschiede in der Muttermilchkonzentration. Die relativ niedrigen Konzentrationen lassen die vom Säugling aufgenommenen Mengen als sehr gering erscheinen. Die Entwicklung der vier Kinder und mehrerer anderer Kinder bis zum Alter von zwei Jahren war unauffällig [169]. Unter Beobachtung des Säuglings (hämatologische und gastrointestinale Symptome) scheint Stillen unter Colchicin vertretbar zu sein.

Zeugung: Eine Auswertung von 222 Schwangerschaften bei Ehefrauen, deren Männer aufgrund eines FMF mit Colchicin behandelt wurden ergab im Vergleich zu 230 Schwangerschaften ohne väterliche Exposition keinen Hinweis auf eine erhöhte Rate an Schwangerschaftskomplikationen oder Fehlbildungen der Kinder [170].

10.21 Mycophenolatmofetil (MMF)

Fertilität: scheint nicht negativ beeinflusst

Plazentagängig: ja

Fehlbildungsrisiko: 1. Trimenon: Erfahrungen stammen aus Transplantationsregistern, der Herstellerdatenbank und vor allem aus retrospektiven Fallbeschreibungen, durch die der teratogene Charakter der Substanz entdeckt wurde. Die Embryopathie besteht im Wesentlichen aus einer Kombination von Fehlbildungen des Ohres (Mikrotie und Atresie des äußeren Gehörganges) und Mundspaltbildungen, doch auch andere Fehlbildungen (Kolobome, Herzfehlbildungen, tracheoösophageale Atresien u. a.) sind beschrieben. In einer prospektiven Beobachtungsstudie europäischer teratologischer Zentren konnten 57 Schwangerschaftsverläufe mit mütterlicher MMF-Therapie ausgewertet werden: Das Spontanabortrisiko lag bei 45 % und das

Risiko für große Fehlbildungen bei 26 %, darunter mindestens vier Feten/Kinder mit dem Bild einer Mycophenolat-Embryopathie [171].

2.–3. Trimenon/Perinatal: Mycophenolat wurde meist im 1. Trimenon abgesetzt, so dass die Erfahrungen im 2./3. Trimenon gering sind. Frühgeburtlichkeit und Kinder mit erniedrigtem Geburtsgewicht wurden beobachtet. Dies kann teils auch an der mütterlichen Grunderkrankung bzw. einer immunsuppressiven Kombinationstherapie liegen. Bei einer mütterlichen Therapie bis zur Entbindung können beim Säugling Plasmaspiegel im therapeutischen Bereich erreicht werden.

Planung einer Schwangerschaft: Eine Therapie mit Mycophenolat sollte bei Planung einer Schwangerschaft mindestens sechs Wochen vor Wunsch einer Konzeption ab- bzw. umgesetzt werden, auch um eine Reaktivierung in dieser Zeit abschätzen zu können [49, 144]. Die Therapie sollte aufgrund der Teratogenität und aufgrund fehlender Daten zum Einsatz nach dem ersten Trimenon auch nicht in der Schwangerschaft begonnen werden.

Konsequenzen nach Anwendung in der Schwangerschaft: Nach Exposition im 1. Trimenon sollte eine weiterführende Ultraschalluntersuchung durchgeführt und bei einer langfristigen Therapie das intrauterine Wachstum sonographisch kontrolliert werden.

Stillzeit: Berichte zu gestillten Kindern liegen nicht vor. Ein Übergang in die Muttermilch wurde bei laktierenden Ratten beschrieben. Unter Mycophenolatmofetil oder Mycophenolsäure sollte nicht gestillt werden.

10.22 Cyclophosphamid

Fertilität: Bei Männern sind Oligo- und Azoospermie möglich, ohne dass eine sichere kumulative Grenze der Dosis bekannt ist. Bei Frauen steigt das Risiko einer ovariellen Insuffizienz mit dem Alter der Patientin bei Therapie und der kumulativen Cyclophosphamid-Dosis (siehe Unterkapitel 10.22.1).

Plazentagängig: ja

1. Trimenon: Im Tierexperiment war Cyclophosphamid bei allen untersuchten Spezies teratogen (v. a. Mundspaltbildungen, Extremitätendefekte und Augenfehlbildungen). Beim Menschen gibt es etwa 35 retrospektive Berichte insbesondere zu ungeplanten Schwangerschaften im Rahmen einer Polychemotherapie. Berichtet wurden Spontanaborte und vereinzelt intrauterine Fruchttode, wobei man die Schwere der mütterlichen Erkrankung mitberücksichtigen muss. Etwa zwölf Kinder wurden mit Anomalien geboren (v. a. mit ZNS-Auffälligkeiten, fazialen Dysmorphien, distalen Extremitätendefekte, Augen- und Ohrfehlbildungen). Die Mehrzahl der lebend geborenen Kinder wies aber keine Fehlbildungen auf [172]. Da prospektive Untersuchungen fehlen, kann zu der Häufigkeit von Anomalien keine Aussage getroffen werden.

2.–3. Trimenon/Perinatal: Die Anwendung von Cyclophosphamid nach der Organogenese wurde deutlich häufiger berichtet. In den meisten Schwangerschaften wird es relativ gut vertragen, Frühgeburten wurden etwas häufiger berichtet, außerdem ein geringes Geburtsgewicht und auch Panzytopenien. Bei sehr schweren Verlaufsformen z. B. eines SLE ist die Gabe von Cyclophosphamid im 2. und/oder 3. Trimenon nach individueller Risiko-Nutzen-Abwägung möglich.

Planung einer Schwangerschaft: Cyclophosphamid sollte bei Planung einer Schwangerschaft abgesetzt werden [123]. Eine einheitliche Empfehlung zur Dauer einer Therapiepause vor der Konzeption liegt bisher nicht vor (empfohlen werden meist drei Monate).

Konsequenzen nach Anwendung in der Schwangerschaft: Nach Exposition im 1. Trimenon sollte Cyclophosphamid abgesetzt werden und zur Dokumentation der fetalen Entwicklung eine sonographische Feinuntersuchung erfolgen.

10.22.1 Möglichkeiten zum Fertilitätserhalt bei Cyclophosphamid-Therapie

Trotz neuer Behandlungsmöglichkeiten müssen Patienten mit schweren Verlaufsformen einer Kollagenose oder einer systemischen Vaskulitis oft weiterhin mit Cyclophosphamid behandelt werden. Eine Cyclophosphamid-Therapie ist bei Frauen und Männern gonadotoxisch. Bei Männern sind Oligo- und Azoospermie möglich, ohne dass eine sichere kumulative Grenze der Dosis bekannt ist. Bei Männern ist z. B. eine Spermien-Kryokonservierung vor Therapie möglich.

Bei Frauen steigt das Risiko einer ovariellen Insuffizienz mit dem Alter der Patientin bei Therapie der Cyclophosphamid-Dosis. So war in einer Untersuchung bei einer kumulativen Cyclophosphamid-Dosis zwischen 3.5 und 7 g eine anhaltende Amenorrhoe bei Frauen < 25 Jahren sehr selten, bei Frauen zwischen 26 und 30 Jahren lag die Rate bei 12 % und bei Frauen > 31 Jahre bei 25 % [173]. Die am Ovargewebe erzeugten Schäden sind irreversibel, aus der Schädigung resultiert eine verminderte Ovarialfunktion. Die Folge können Sterilität sowie vorzeitige Ovarialinsuffizienz mit hypergonadotropem Hypogonadismus und Amenorrhoe sein.

Bei der Entscheidung, ob eine fertilitätserhaltende Maßnahme sinnvoll ist, spielt neben der persönlichen Situation der Patientin (Alter, Familienplanung abgeschlossen oder nicht) unter anderem auch eine Rolle, welche Cyclophosphamid-Dosen (wahrscheinlich) eingesetzt werden sollen. Beim heute meist verwendeten „Euro-Lupus-Protokoll" sind nur 3 g Cyclophosphamid geplant, damit einhergehend ist das Risiko einer negativen Auswirkung auf die Fertilität sehr gering. Innerhalb einer Auswertung von 10-Jahres-Daten wurde kein Fall einer sekundären Amenorrhoe berichtet [174].

Möglichkeiten der Ovarprotektion sind eine Gabe von Gonadotropin-Releasing-Hormon (GnRH) Analoga parallel zur Chemotherapie, eine Kryokonservierung befruchteter oder unbefruchteter Eizellen nach vorangegangener Stimulationstherapie sowie die operative Entnahme eines Teils des Ovars und Kryokonservierung vor Beginn der Therapie. Die einzelnen Verfahren sind mit unterschiedlichen Nebenwirkungen bzw. Vorbereitungszeiten verbunden. Eine Abwägung bezüglich des optimalen Vorgehens ist daher immer eine individuelle Entscheidung.

Der Einsatz von GnRH-Analoga (z. B. Triptorelin, Goserelin) wurde in den letzten Jahren vielfach (auch kontrovers) diskutiert. Die Gabe von GnRH-Analoga zielt u. a. auf die Verminderung des gonadotropinsensitiven Follikelpools, der vermehrt teilungsaktiv und (wahrscheinlich) vermehrt chemotherapeutikasensibel ist. GnRH-Analoga bewirken über eine Unterdrückung der Follikel-stimulierenden Hormon (FSH) Ausschüttung eine Hemmung der Rekrutierung von Primordialfollikeln und vermutlich damit des Ovarschadens. Die Studienlage im Hinblick auf den Erhalt der Fertilität ist widersprüchlich, es fehlen letztlich große kontrollierte Studien. Zum SLE oder anderen rheumatischen Erkrankungsbildern existieren sowieso nur kleine Fallzahlen. Mit den Patientinnen ist die nicht eindeutige Datenlage und der „off label use" zu besprechen. Endpunkt der Untersuchungen (bei onkologischen Patientinnen) war z. B. oft eine Amenorrhoe. Aber auch wenn sich ein normaler Monatszyklus wiedereinstellt, kann die ovarielle Reserve stark erschöpft und ein frühzeitiges Einsetzen der Wechseljahre die Folge sein. Die ovarielle Reserve kann man über den Anti-Müller-Hormon-(AMH)-Spiegel abschätzen. Der AMH-Spiegel scheint auch ein sensitiver Marker für eine ovarielle Schädigung nach Cyclophosphamid-Therapie zu sein [175]. Studien zu AMH-Spiegeln bei SLE-Patientinnen nach Cyclophosphamid mit und ohne GnRH-Analoga-Gabe zeigten signifikant geringere Spiegel bei Frauen, die keine GnRH-Analoga erhalten hatten (unabhängig vom Alter der Frauen) [176].

Die Verträglichkeit von GnRH-Analoga ist insgesamt gut, Nebenwirkungen sind eine Amenorrhoe (1–2 Monate nach Beginn der Therapie), typische „Wechseljahresbeschwerden" (Hitzewallungen, Libidoverlust, Stimmungsschwankungen) und Osteopenie/Osteoporose (Prophylaxe!). Werden GnRH-Agonisten während einer Chemotherapie appliziert, so sollten diese idealerweise eine Woche vor dem Beginn der Chemotherapie verabreicht werden, da die initiale FSH-Freisetzung (flare up) zu einer ungewünschten ovariellen Stimulation führt. Ist das Zeitfenster bis zum Beginn der Chemotherapie deutlich kürzer als eine Woche, so besteht entweder die Möglichkeit, die GnRH-Agonisten mit GnRH-Antagonisten zu kombinieren, um den Flare up zu verringern oder die erste Gabe des GnRH-Agonisten erst 1–2 Wochen nach dem 1. Zyklus der Chemotherapie zu applizieren. Zu empfehlen sind monatlich oder 3-monatlich zu applizierende Depotpräparate, deren supprimierende Wirkung bis 1–2 Wochen nach der letzten Chemotherapie anhalten sollte.

Eine 2015 publizierte randomisierte Studie untersuchte, welche Dosis bei Patientinnen mit juvenilem Lupus zur vollständigen ovariellen Suppression führt, und kam zu dem Ergebnis, dass dies erst unter einer relativ hohen gewichtsadaptierten Dosis von Triptorelin (120 µg/kgKG) bei 90 % der Patientinnen eintrat [177]. Nach Verabreichung der Anfangsdosis von Triptorelin wurden 22 Tage benötigt, um eine vollständige Hemmung der Eierstöcke zu erreichen. Es scheinen also hohe Dosen von Triptorelin erforderlich zu sein, um eine vollständige Suppression zu erreichen bzw. aufrechtzuerhalten. Diese Dosen wurden von den jugendlichen Patientinnen aber gut toleriert. Die Daten legen zudem nahe, dass eine Verzögerungszeit von 22 Tagen nach Beginn der Triptorelin Behandlung erforderlich ist, bevor die Cyclophosphamid Therapie gestartet oder fortgesetzt wird.

Eine mögliche Alternative bzw. additive Möglichkeit zum Fertilitätserhalt ist eine Kryokonservierung von mittels in vitro Fertilisation (IVF) oder intrazytoplasmatischer Spermieninjektion (ICSI) befruchteten oder unbefruchteten Eizellen. Ersteres ist eine etablierte Methode mit akzeptablen Schwangerschaftsraten von 20–25%, die Schwangerschaftsraten sind aber nach Auftauen unbefruchteter Eizellen (da bei Entnahme keine entsprechende Partnerschaft bestand) und in-vitro-Fertilisation dieser Eizellen relativ gering. Diese Verfahren erfordern alle eine ovarielle Stimulation mit Hormongaben (Cave: aktiver SLE, Thromboserisiko) und eine Operation (Punktion) zur Gewinnung der Eizellen und verzögern so den Beginn der Therapie.

Eine relativ neue Methode ist die Entnahme von Ovargewebe vor der Therapie mit Retransplantation nach deren Abschluss zum Erhalt von Fertilität und endokriner Funktion. Dieses Verfahren kann unabhängig von der Zyklusphase (kurzer Zeitrahmen) durchgeführt werden. Laparoskopisch werden dabei Teile des äußeren Eierstocks entfernt. Im Vergleich zur ovariellen Stimulation und Follikelpunktion ist so die Gewinnung wesentlich größerer Zahlen an Eizellen möglich, die zwar nicht ausgereift sind, aufgrund verschiedener physiologischer Charakteristika aber weniger kryosensitiv sind als reife Eizellen. Bei der Retransplantation im Falle einer ovariellen Insuffizienz nach Chemotherapie wird das Ovargewebe an heterotoper Stelle wie z. B. den Unterarm oder orthotop auf das verbliebene Ovar oder in das Peritoneum transplantiert. Der Vorteil der letzten Methode stellt die Tatsache dar, dass hier auch spontane Schwangerschaften möglich sind, wobei ein erneuter operativer Eingriff zur Retransplantation durchgeführt werden muss. Eine Wiederaufnahme der hormonellen Funktion des retransplantierten Gewebes wurde dokumentiert, allerdings jeweils nur für einige Monate. Weltweit sind acht Schwangerschaften nach Retransplantation von Ovarialgewebe beschrieben [178].

Patienten und Ärzte können sich zu dieser Problematik beim Netzwerk Ferti-PROTEKT informieren – das Netzwerk umfasst universitäre und nicht-universitäre Zentren in Deutschland, der Schweiz und in Österreich. Alle Zentren führen Beratungen und Therapien durch. Informationen unter: http://www.fertiprotekt.de/.

Tabelle 13: Vor- und Nachteile fertilitätsprotektiver Methoden (adaptiert nach [179])

Maßnahme	Erhalt von		Hormonelle Stimulation	operativer Eingriff	Zeitverlust vor Cyclophosphamid-Therapie	Feste Partnerschaft notwendig
	Fertilität	endokriner Funktion				
GnRH Analoga	-/+	(+)	nein	nein	5–7 Tage (0 bei paralleler Antagonistengabe)	-
Kryokonservierung von mittels IVF/ICSI befruchteter Eizellen	+	-	ja	Punktion	~ 14 Tage	+
Kryokonservierung von reifen Eizellen ohne Stimulation	+	-	nein	Punktion	zyklusabhängig bis 14 Tage	-
Kryokonservierung von Ovargewebe	+	+	nein	Operation	1–2 Tage	-

10.23 Azathioprin (AZA)

Fertilität: scheint bei Frauen und Männern unter AZA nicht beeinträchtigt

Plazentagängig: ja

Fehlbildungsrisiko: Azathioprin ist ein Antimetabolit, der zu mehr als 80 % zu 6-Mercaptopurin metabolisiert wird. Da der fetalen Leber das Enzym fehlt, das Azathioprin in seinen aktiven Metaboliten umwandelt, wird das Kind vor seinem Effekt auf die Zellteilung geschützt [180]. Analysen von mehr als 2.000 Schwangerschaften bei transplantierten bzw. SLE-Patientinnen fanden kein erhöhtes Risiko für angeborene Anomalien. Auch jüngere Studien, darunter eine Metaanalyse beschrieben kein erhöhtes Fehlbildungsrisiko [181, 182]. **2.–3. Trimenon/Perinatal:** Es wurden etwas mehr Frühgeburten berichtet, das dem Gestationsalter adjustierte Geburtsgewicht war aber unauffällig (Einfluss der Grunderkrankung?). Selten wurden bei Neugeborenen von organtransplantierten Müttern Blutbildveränderungen beschrieben.

Planung einer Schwangerschaft unter Therapie: Azathioprin kann bei entsprechender Indikation in der gesamten Schwangerschaft eingesetzt werden [123]. Um einen negativen Effekt auf die Hämatopoese des Neugeborenen zu vermeiden, sollte die Dosis bei einer Schwangeren 2 mg/kg/Tag nicht überschreiten.

Konsequenzen nach Anwendung in der Schwangerschaft: Nach Exposition im 1. Trimenon sollte zur Dokumentation der normalen Entwicklung eine sonographische Feinuntersuchung erfolgen. Unter fortgesetzter Einnahme ist eine sonographische Kontrolle des fetalen Wachstums zu empfehlen.

Stillzeit: Zum Stillen existieren einige Fallserien in denen voll gestillte Säuglinge keine Auffälligkeiten zeigten [183, 184]. Untersuchungen zur Konzentration des Metaboliten 6-MP in der Muttermilch zeigten allenfalls geringe Konzentrationen. Eine Verlaufsuntersuchung von unter Azathioprin-Einnahme der Mutter gestillten Kindern (n = 11) zeigte keine Auffälligkeiten der Kinder, insbesondere kein erhöhtes Infektionsrisiko im Vergleich zu einer Kontrollgruppe [185]. Stillen unter Azathioprin-Therapie ist möglich. Im Einzelfall kann bei entsprechenden Verdachtsmomenten eine Blutbildkontrolle beim Kind indiziert sein. Der Kinderarzt sollte informiert sein.

Zeugung: Zur Zeugung unter Azathioprin oder 6-Mercaptopurin liegen Daten zu mehr als 100 prospektiv verfolgten Schwangerschaften mit väterlicher Exposition vor [186, 187]. Die Rate an Fehlbildungen war nicht erhöht. Es zeigten sich zudem keine spezifischen Fehlbildungen und kein Anhalt für chromosomale Aberrationen. Es wurde eine höhere Rate an elektiven Terminierungen bei den exponierten Schwangerschaften dokumentiert, außerdem ein nicht signifikanter Anstieg an Spontanaborten (kumulative Inzidenz 19 % vs. 13 %). Insgesamt scheint die Zeugung unter Azathioprin unbedenklich zu sein.

10.24 Ciclosporin (CSA)

Fertilität: scheint bei Frauen und Männern unter AZA nicht beeinträchtigt

Plazentagängig: ja

Fehlbildungsrisiko: 1. Trimenon: Der Einsatz von Ciclosporin erfolgte meist in der Frühschwangerschaft bei organtransplantierten Schwangeren. Die Daten mehrerer Fallserien und Transplantationsregister und eine jüngere Übersichtsarbeit zeigten keine Hinweise auf Teratogenität [188]. **2.–3. Trimenon/perinatal:** Beschrieben wurden höhere Raten an Frühgeburten, intrauteriner Wachstumsverzögerung, Kaiserschnittentbindungen und vermehrte mütterlicher Komplikationen wie z. B. Hypertonie und Präeklampsie. Dies kann durch die mütterliche Erkrankung (mit) verursacht sein. Klinische Auswirkungen einer intrauterinen Ciclosporin-Therapie auf das kindliche Immunsystem wurden nicht beschrieben. Eine Studie untersuchte Langzeitauswirkungen bei 39 intrauterin exponierten Kindern von Müttern nach Nierentransplantation und verglich diese mit nichtexponierten Kindern. Es konnten keine Unterschiede hinsichtlich visuomotorischen Fähigkeiten, Intelligenz und Verhalten der Kinder gezeigt werden [189].

Planung einer Schwangerschaft unter Therapie: Ciclosporin darf bei entsprechender Indikation fortgesetzt werden [123].

Konsequenzen nach Anwendung in der Schwangerschaft: Nach Exposition im 1. Trimenon sollte zur Dokumentation der normalen Entwicklung eine sonographische Feinuntersuchung erfolgen. Unter fortgesetzter Einnahme ist eine sonographische Kontrolle des fetalen Wachstums zu empfehlen.

Stillzeit: Ciclosporin wurde in der Muttermilch in variablen Konzentrationen nachgewiesen. Bei gestillten Kindern wurden aber keine klinischen Auffälligkeiten berichtet [190]. Stillen erscheint daher möglich. Der Kinderarzt sollte informiert sein.

10.25 Tacrolimus

Fertilität: scheint nicht negativ beeinflusst

Plazentagängig: ja

Fehlbildungsrisiko: 1. Trimenon: Der Einsatz in der Frühschwangerschaft erfolgte meist bei organtransplantierten Schwangeren. Die Daten zeigten keine Hinweise auf Teratogenität [191]. Bei Frauen mit Lupusnephritis wurde Tacrolimus in der Schwangerschaft effektiv und sicher eingesetzt [192]. **2.–3. Trimenon/perinatal:** Wie bei Ciclosporin wurden höhere Raten an Präeklampsie, Frühgeburtlichkeit, niedrigerem Geburtsgewicht beobachtet, dies kann zumindest mitverursacht sein durch die mütterliche Erkrankung. Unter Tacrolimus tritt häufiger ein Gestationsdiabetes auf.

Planung einer Schwangerschaft unter Therapie: Eine stabil auf Tacrolimus eingestellte Patientin sollte bei Kinderwunsch nicht umgestellt werden [123].

Konsequenzen nach Anwendung in der Schwangerschaft: Nach Exposition im 1. Trimenon sollte zur Dokumentation der normalen Entwicklung eine sonographische Feinuntersuchung erfolgen. Unter fortgesetzter Einnahme ist eine sonographische Kontrolle des fetalen Wachstums zu empfehlen. Das erhöhte Risiko für einen Gestationsdiabetes sollte beachtet werden. Da es Einzelberichte mit Hyperkaliämie und renalen Funktionseinschränkungen bei exponierten Neugeborenen gibt, sollten Urinmenge, Kreatinin und Kalium beim Kind kontrolliert werden [193].

Stillzeit: Wenig Erfahrung, klinisch zeigten gestillte Kinder keine Auffälligkeiten. Stillen erscheint akzeptabel [190]. Der Kinderarzt sollte informiert sein.

10.26 Apremilast

Apremilast (ein oraler Phosphodiesterase-4 Hemmer zur Behandlung der Psoriasis und Psoriasis-Arthritis) hat in supratherapeutischen Dosierungen im Tierversuch ein erhöhtes Risiko für Fehlgeburten und Fruchttod gezeigt. Bei Frauen, welche (versehentlich) Apremilast in der Schwangerschaft einnahmen, war eine verzögerte fetale Entwicklung (niedriges Geburtsgewicht) und eine reduzierte Ossifikation auffällig. Apremilast wurde in der Milch laktierender Mäuse nachgewiesen. Apremilast sollte in der Stillzeit nicht angewendet werden [194].

Planung einer Schwangerschaft: Apremilast darf während der Schwangerschaft nicht angewendet werden und sollte bei Kinderwunsch abgesetzt werden. Der Hersteller hat hierfür keinen Zeitraum empfohlen. Apremilast hat eine kurze HWZ (Stunden).

10.27 Tofacitinib

Tofacitinib (oraler Janus-Kinase-Inhibitor zur Behandlung der RA) hat im Tierversuch fetocidale und teratogene Auswirkungen bei Ratten und Kaninchen gezeigt, bei Expositionen in deutlich höheren Dosen als sie in der Therapie der RA zum Einsatz kommen. Es existieren Meldungen im Rahmen der Zulassungsstudien zu 31 Schwangerschaften mit Tofacitinib-Exposition im ersten Trimenon [195]. Der Ausgang ist bei 25 Schwangerschaften bekannt: vier wurden terminiert, bei 14 lebendgeborenen Kindern waren eine Pulmonalklappenstenose; sechs Frühaborte (20.6 %) und ein Spätabort zu verzeichnen, dabei erhielten zehn Frauen zusätzlich MTX.

Planung einer Schwangerschaft: Tofacitinib sollte bei Kinderwunsch abgesetzt werden [123]. Der Hersteller hat hierfür keinen empfohlenen Zeitraum angegeben. Tofacitinib hat eine sehr kurze HWZ (3 Stunden).

10.28 TNF α-Inhibitoren

Fertilität: Es gibt keine Hinweise auf negative Auswirkungen von TNFα-Inhibitoren auf die Fertilität.

Plazentagängig: In der Regel handelt es sich um IgG1-Antikörper, daneben gibt es ein Fusionsprotein und ein pegyliertes Fab-Fragment ohne Fc-Teil. TNFα-Inhibitoren unterscheiden sich neben der Struktur auch in Bezug auf die Halbwertzeit und Plazentapassage. Monoklonale Antikörper vom Typ IgG1 sind insbesondere nach der 13. Gestationswoche plazentagängig (aktiver Fc-vermittelter diaplazentarer Transport), bei Gabe in der Spätschwangerschaft finden sich ähnliche fetale Konzentrationen wie bei der Mutter. Die Halbwertzeit von IgG im Neugeborenen ist verlängert (bis zu 48 Tage) [196]. Bei dem Fusionsprotein und dem Fab-Fragment ist die Plazentagängigkeit geringer (siehe Tabelle 15).

Fehlbildungsrisiko: 1. Trimenon : Der Einsatz von Biologika bei Frauen mit Kinderwunsch steigt in den letzten zehn Jahren signifikant an [197]. Publiziert sind über 2.000 Schwangerschaften, teils aus prospektiven Fall-Kohorten-Studien, deren Auswertung keine Hinweise auf ein substantiell erhöhtes Risiko bezüglich vermehrter bzw. spezifischer Fehlbildungen oder Spontanaborten zeigt [198, 199, 200, 201]. Viele dieser Untersuchungen haben keine gesunde oder erkrankte Kontrollgruppe eingeschlossen. In einer prospektiven Studie wurden 495 Schwangerschaften mit TNFα-Inhibitor-Behandlung (Adalimumab, Certolizumab, Etanercept, Golimumab und Infliximab) im ersten Trimenon eingeschlossen [201]. Verglichen mit 1.532 Kontroll-Schwangerschaften von Frauen ohne Erkrankung war das Risiko für kongenitale Fehlbildungen leicht erhöht (OR 2.2). Die Fachinformation zu Etanercept verweist auf die Daten einer Anwendungsbeobachtung, in der eine erhöhte Fehlbildungsrate nach Exposition im ersten Trimenon berichtet wird [202]. Eine bevölkerungsbasierte Untersuchung aus Dänemark und Schweden fand ein leichtes, aber nicht signifikant erhöhtes Risiko für kongenitale Fehlbildungen bei Kindern von Müttern mit chronischen entzündlichen Erkrankungen mit einer Therapie mit TNF-Inhibitoren in der Frühschwangerschaft (OR 1.3) [203].

Insgesamt wurde in den Studien, die eine erhöhte Fehlbildungsrate fanden, kein spezifisches Fehlbildungsmuster nachgewiesen. Es kann der Einfluss der Grunderkrankung mit hoher Krankheitsaktivität eine Rolle spielen oder auch ein Selektionsbias. Es wurden häufiger Frühgeburten und Geburten von Kindern mit niedrigerem Geburtsgewicht nach Exposition mit TNFα-Inhibitor-Behandlung in der Frühschwangerschaft beschrieben. Grund hierfür können eine vermehrte Krankheitsaktivität nach Absetzen der effektiven Therapie und eine daraufhin höhere Steroiddosis sein. In Abhängigkeit von der Schwere der Grunderkrankung können

TNFα-Inhibitoren bis zum Eintritt einer gewünschten Schwangerschaft fortgesetzt werden. Dies ist auch aufgrund der nicht absehbaren Dauer bis zu einer gewünschten Konzeption mit dem Risiko einer Krankheitsexazerbation zu bedenken.

2.–3. Trimenon: Zum Einsatz von TNFα-Inhibitoren nach dem 1. Trimenon bestehen aktuell noch weniger Erfahrungen. Insbesondere aufgrund eines potentiell erhöhten Infektionsrisikos ist eine sorgfältige Nutzen-Risiko-Abwägung notwendig. Nach Abwägung der klinischen Situation kann es aber begründet sein, die Therapie auch im 2. oder 3. Trimenon fortzusetzen. Hier sollten Plazentagängigkeit und auch der Erfahrungs-umfang zu den verschiedenen TNFα-Inhibitoren berücksichtigt werden (siehe Tabelle 15) [204, 205].

Konsequenzen nach Anwendung in der Schwangerschaft: Nach Exposition im 1. Trimenon sollte zur Dokumentation der normalen Entwicklung eine sonographische Feinuntersuchung erfolgen. Unter späterer Gabe ist eine sonographische Kontrolle des fetalen Wachstums zu empfehlen. Lebendimpfungen von im dritten Trimenon exponierten Kindern sollten erst nach dem sechsten Lebensmonat erfolgen. Alle anderen Routine-Impfungen können erfolgen. Immunologische Auffälligkeiten bei Neugeborenen wurden nicht berichtet.

Stillzeit: Vor allem IgA-AK werden in die Muttermilch sezerniert, TNFα-IgG1 Konzentrationen sind gering oder nicht messbar. Es liegen Einzelberichte zu gestillten Kindern vor, die klinisch keine Auffälligkeiten beschreiben. Aufgrund fehlender oraler Bioverfügbarkeit und dem allenfalls geringen Übergang in die Muttermilch scheint Stillen unter TNFα-Inhibitoren möglich [123, 144]. Der Kinderarzt sollte informiert sein.

Zeugung: In der Literatur finden sich aktuell nur etwa 60 Schwangerschaften, bei denen zum Zeitpunkt der Zeugung eine TNFα-Inhibitor-Therapie des Vaters bestand, bekannt ist der Ausgang nur von der Hälfte dieser Schwangerschaften (alles gesunde Neugeborene) [206]. Die Dunkelziffer ist sicher weitaus höher. Untersuchungen von Spermatogrammen vor und nach bzw. unter Therapie mit TNFα-Inhibitoren zeigten keinen negativen Einfluss [207, 208, 209]. Bei fehlenden therapeutischen Alternativen erscheint eine Zeugung unter Therapie mit einem TNF-Inhibitor unbedenklich [144]. Im Zweifelsfall sollte eine Spermatogrammuntersuchung erfolgen.

10.29 Andere Biologika

Daten zu Schwangerschaft und Stillzeit unter den anderen in den letzten Jahren zur Behandlung entzündlich-rheumatischer Erkrankungen zugelassenen Biologika sind noch sehr viel spärlicher als zu den TNFα-Antagonisten. In der Regel handelt es sich auch hier um IgG1-Antikörper. 2016 erschienen die „EULAR points to consider for use of antirheumatic drugs before pregnancy, and during pregnancy and lactation" [123]. Innerhalb einer umfangreichen Recherche zu nicht-biologischen und biologischen DMARDs wurden neben Vollpublikationen auch Kongressabstracts großer internationaler Kongresse berücksichtigt. Zudem standen Daten von zwei Pharmakovigilanzzentren und vier Sicherheitsdatenbanken der pharmazeutischen Industrie zur Verfügung. Es wurden Schwangerschaften mit bekanntem Ausgang in Bezug auf kongenitale Fehlbildungen und Aborte ausgewertet (siehe Tabelle 16). Zu Tocilizumab wurden 2016 detailliertere Informationen veröffentlicht [210]. Bis 07/2015 konnten in dem bundesdeutschen Pharmakovigilanzzentrum zur Embryonaltoxikologie (Berlin) 18 abgeschlossene Schwangerschaften dokumentiert werden, mit mütterlicher (n = 16) oder väterlicher (n = 2) Tocilizumab-Exposition kurz vor oder während der Schwangerschaft. Diese Schwangerschaften wurden in den „EULAR points" bereits eingeschlossen. Bei allen Schwangeren war die Tocilizumab-Gabe als Infusion erfolgt (zwei Schwangerschaften unter s. c. Applikation von Tocilizumab waren bis 07/2015 noch nicht beendet). Alle Therapien wurden bei Bekanntwerden der Schwangerschaft pausiert. Von den insgesamt 16 verfolgten Schwangerschaften endeten vier mit einem Spontanabort, eine mit einer Interruptio (7. SSW) und elf mit Lebendgeburten (7 per Sectio). Trotz vieler mütterlicher Komorbiditäten kam es zu keiner Gestose und größere fetale Fehlbildungen wurden auch nicht beobachtet. Von den vier Spontanaborten wies ein Fetus einen Hydrops auf (Genese unklar, Obduktion nicht erfolgt), bei einem Spontanabort bestand auch eine Exposition mit Leflunomid in der Frühschwangerschaft. Von den beiden Schwangerschaften mit väterlicher Tocilizumab-Exposition war es bei einer zu einem Abort, bei der anderen zu einer gesunden Lebendgeburt gekommen.

Zum Stillen kann man allgemein sagen, dass eine Absorption großer Proteinmoleküle aufgrund der geringen Bioverfügbarkeit und der oralen Aufnahme des Säuglings sehr unwahrscheinlich ist [123]. Ansonsten wird auf die Zusammenstellung in Tabelle 16 verwiesen.

Tabelle 14: Kompatibilität klassischer Immunsuppressiva mit Schwangerschaft und Stillzeit (siehe ausführliche Informationen in den entsprechenden Kapiteln!)

Medikament	Einsatz bei gewünschter Konzeption	Einsatz in der Schwangerschaft	Einsatz in der Stillzeit
Antimalariamittel	Ja	Ja	Ja
Azathioprin	Ja	Ja	Ja
Colchicin	Ja	Ja	Ja
Cyclophosphamid	3 Monate vor Konzeption absetzen	Nein (nur bei schwerer/lebensbedrohlicher Erkrankung)	Nein
Ciclosporin A	Ja	Ja	Ja
Gold	Ja	Ja	Ja
MTX	3 Monate vor Konzeption absetzen, Folsäure!	Nein	Nein
Mycophenolsäure	6 Wochen vor Konzeption absetzen	Nein	Nein
Leflunomid	Absetzen, Auswaschverfahren	Nein	Nein
Sulfasalazin	Ja, Folsäure!	Ja	Ja
Tacrolimus	Ja	Ja	Ja

Tabelle 15: Daten zu TNFα-Inhibitoren in Schwangerschaft und Stillzeit (adaptiert nach EULAR task force) [123]

Substanz	Studien	Evidenz-Grad	Schwangerschaften (Anzahl)	Effekt auf Schwangerschaft/Kind	Empfehlung in Fachinformation	Anteil (%) Nabelschnur-/mütterliches Blut (bei Exposition im 3. Trimenon)	Die Autoren empfehlen ihren Patientinnen aktuell: Schwangerschaft	Stillzeit
Adalimumab humaner IgG1-AK HWZ ~ 10–20 Tage	Fall-Kontroll-Studien, Register, Fallserien	hoch	> 300	Keine erhöhte Zahl an Spontanaborten oder Fehlbildungen, keine spezifischen Fehlbildungen	Sichere Verhütung mind. 5 Monate nach letzter Gabe	98–293 %	Kann fortgesetzt werden bis z. B. 20. SSW, in Ausnahmefällen auch in gesamter Schwangerschaft	Daten limitiert, Stillen erscheint kompatibel
Certolizumab pegyliertes Fab-Fragment HWZ ~ 14 Tage	Register, Fallberichte	hoch	> 200	Keine erhöhte Zahl an Spontanaborten oder Fehlbildungen, keine spezifischen Fehlbildungen	Sichere Verhütung mind. 5 Monate nach letzter Gabe	1.5–24 %	Kann fortgesetzt werden in gesamter Schwangerschaft	Daten limitiert, Stillen erscheint kompatibel
Etanercept Fusionsprotein TNFα-R mit Fc-Teil HWZ ~ 4 Tage	Fall-Kontroll-Studien Kohortenstudien, Register, Fallberichte	hoch	> 500	Keine erhöhte Zahl an Spontanaborten oder Fehlbildungen, keine spezifischen Fehlbildungen	Sichere Verhütung mind. 3 Wochen nach letzter Gabe	3.6–7.4 %	Kann fortgesetzt werden bis z. B. 30.–32. SSW, in Ausnahmefällen auch in gesamter Schwangerschaft	Daten limitiert, Stillen erscheint kompatibel
Golimumab humaner IgG1-AK HWZ ~ 2 Wochen	Register	niedrig	~ 50	Keine ausreichenden Daten	Sichere Verhütung mind. 6 Monate nach letzter Gabe	keine Daten	Kann fortgesetzt werden bis in das 1. Trimenon, danach noch unzureichende Erfahrungen	Daten limitiert, Stillen erscheint kompatibel
Infliximab chimärer (muriner Anteil) IgG1-AK HWZ ~ 8–10 Tage	Fall-Kontroll-Studien, Kohortenstudien, Register, Fallserien	Hoch	> 1.000	Keine erhöhte Zahl an Spontanaborten oder Fehlbildungen, keine spezifischen Fehlbildungen	Sichere Verhütung mind. 6 Monate nach letzter Gabe	83–400 %	Letzte Gabe z. B. 20. SSW, in Ausnahmefällen auch bis 30. SSW	Daten limitiert, Stillen erscheint kompatibel

Tabelle 16: Daten zu anderen Biologika in Schwangerschaft und Stillzeit (adaptiert nach EULAR task force) [123]

Substanz	Studien	Evidenz-Grad	Schwangerschaften (Anzahl)	Effekt auf Schwangerschaft/Kind	Empfehlung in Fachinformation	Die Autoren empfehlen ihren Patientinnen aktuell: Schwangerschaft	Stillzeit *
Abatacept Fusionsprotein mit Fc-Teil (hemmt Co-Stimulation von T-Lymphozyten) HWZ ~ 2 Wochen	Register, Fallbericht	niedrig	~ 130	Tierversuch: keine negativen Effekte Humane Schwangerschaft: in Komb. mit MTX (!) erhöhtes Abortrisiko keine Studien mit Kontrollgruppen	14 Wochen vor Konzeption absetzen	Eher vermeiden aufgrund unzureichender Daten	keine Daten *
Anakinra IL-1-Rezeptor-Antagonist HWZ ~ 4–6 Stunden	Register, Fallberichte	niedrig	~ 40	Tierversuch: keine negativen Effekte Humane Schwangerschaft: kein Hinweis auf erhöhtes Risiko für Aborte oder kongenitaler Fehlbildungen, keine Studien mit Kontrollgruppen	in der Schwangerschaft „nicht empfohlen"	Kurze HWZ! Kann vor Konzeption und in der Gravidität eingesetzt werden, wenn andere Therapieoptionen fehlen. Oft „off label" bei (schwerem) Morbus Still	1 Fallbericht (unauffällig) * IL-1Ra ist physiologischer Bestandteil in der Muttermilch
Belimumab humaner IgG1-AK gegen BLyS (B-Lymphoz.) HWZ ~ 20 Tage	Register, Zulassungsstudien, 1 Fallbericht mit Gabe in gesamter Schwangerschaft	niedrig	~ 150	Tierversuch: keine negativen Effekte Humane Schwangerschaft: keine ausreichenden Daten Schwangerschaftsregister: http://pregnancyregistry.gsk.com/belimumab.html	4 Monate vor Konzeption absetzen	Nach 1. Trimenon vermeiden, Schwangerschaftsregister in Deutschland	1 Fallbericht (unauffällig) *

Substanz							
Canakinumab humaner IgG1-AK gegen IL-1ß, HWZ ~ 20–25 Tage	keine	sehr niedrig	keine	Tierversuch: keine negativen Effekte Humane Schwangerschaft: keine Daten	3 Monate vor Konzeption absetzen	Vermeiden – keine Daten	keine Daten*
Rituximab chimärer (muriner Anteil) IgG1-AK gegen CD20, HWZ ~ 20 Tage	Register, Fallberichte	mittel	~ 250	Humane Schwangerschaft: Abortrisiko erhöht möglicherweise durch schwere mütterliche Erkrankung. Kein Hinweis auf erhöhtes Fehlbildungsrisiko. Keine Studien mit Kontrollgruppen Bei Gabe im 2./3. Trimenon B-Zelldepletion beim Neugeborenen möglich	12 Monate vor Konzeption absetzen	Wenn andere Therapieoptionen fehlen kann Rituximab in der Schwangerschaft (dann möglichst im 1. Trimenon) gegeben werden. Neugeborene sollten auf Infektionen überwacht werden	keine Daten*
Tocilizumab humanisierter IgG1-AK gegen IL-6-Rezeptor HWZ ~ 8–14 Tage	Register, Fallberichte	niedrig	~ 150	Tierversuch: nicht teratogen Humane Schwangerschaft: meist in Komb. mit MTX →Abortrisiko ↑ kein Hinweis auf erhöhtes Risiko kongenitaler Fehlbildungen	3 Monate vor Konzeption absetzen	Eher vermeiden aufgrund unzureichender Daten	keine Daten*
Ustekinumab humaner IgG1-AK gegen IL-12/23, HWZ ~ 3 Wochen	Register, Fallberichte	niedrig	~ 100	Tierversuch: keine negativen Effekte Humane Schwangerschaft: kein Hinweis auf erhöhtes Risiko kongenitaler Fehlbildungen, keine Studie mit Kontrollgruppe	4 Monate vor Konzeption absetzen	Eher vermeiden aufgrund unzureichender Daten	keine Daten*
Secukinumab humaner IgG1-AK gegen IL-17A, HWZ ~ 4 Wochen	keine	sehr niedrig	keine	Tierversuch: keine negativen Effekte Humane Schwangerschaft: keine Daten	5 Monate vor Konzeption absetzen	Vermeiden – keine Daten	keine Daten*

*Absorption großer Proteinmoleküle aufgrund der geringen Bioverfügbarkeit unwahrscheinlich, daher erscheint Stillen nach Aufklärung der Patientin akzeptabel.

Tabelle 17: Therapie der Wahl bei ausgewählten Begleiterkrankungen in einer Schwangerschaft [172]

Indikation	
Bakterielle Infektionen	Penicilline Cephalosporine ggf. Makrolide
Mukolytika	Acetylcystein
Gastritis Refluxösophagitis	Antazida (z. B. Magaldrat) H2 Blocker (Ranitidin) Omeprazol
Übelkeit	Ingwertee, Akupunktur Dimenhydrinat Doxylamin (ggf. plus Pyridoxin [Vitamin B6] Metoclopramid
Obstipation	Tipps: ballaststoffreiche Kost und ausreichende Flüssigkeitszufuhr, Bewegung Lactulose, Macrogol Kurzfristig Bisacodyl
Blähungen	Tipps: Ursache oft Ernährungsumstellung – nur langsame Umstellung auf ballaststoffreiche Kost; Bewegung; Entspannung; Fenchel-Kümmel Tee oder Stilltee sind krampflösend; Wärme; leichte Bauchmassage (Espumisan.de) Dimeticon/Simeticon können unbedenklich eingesetzt werden, da sie nicht aufgenommen und unverändert wieder ausgeschieden werden
Hypertonie	Alpha Methyldopa Metoprolol Reserve: Nifedipin, Dihyralazin, nach 1. Trimenon: Urapidil
Schmerzen	Paracetamol (ggf. plus Codein) NSAR (Ibuprofen, Diclofenac) bis max. 32. SSW ggf. Tramadol, Buprenorphin

Tabelle 18: Gynäkologische Diagnostik in der Schwangerschaft

Ultraschalldiagnostik	
Ersttrimesterscreening	Ultraschalluntersuchung in der 11. + 0 bis 13. + 6 SSW; unter anderem Messung des physiologischen nuchalen Ödems (Nackentransparenz) beim Feten und ggf. eine mütterliche Blutabnahme vorgenommen, um ein individuelles Risiko hinsichtlich Trisomie 18, 13 und 21 in dieser Schwangerschaft zu bestimmen.
Fehlbildungsdiagnostik	Eingehende Ultraschalldiagnostik zur Feststellung oder zum Ausschluss von Fehlbildungen oder Entwicklungsstörungen des Feten. Bei Schwangerschaften, in denen bisher kein Verdacht auf eine Fehlbildung bestand, in der Regel zwischen der 20. und 22. SSW, in Verdachtsfällen möglichst bald nach Bekanntwerden eines auffälligen Befundes.
Doppleruntersuchung	Methode zur Beurteilung des fetalen Zustandes durch Flussmessung mit der Ultraschalldopplertechnik an bestimmten Blutgefäßen: Nabelschnurarterie (A. umbilicalis) des Feten; Mittlere Hirnarterie (A. cerebri media) des Feten; Gebärmutterarterie (A. uterina) der Mutter; Ductus venosus des Feten
Invasive Methoden	
Amniozentese:	Bestimmung des Chromosomensatzes nach etwa der 14. SSW; schneller Ausschluss (ca. 24 Std.) von numerischen Aberrationen der Chromosomen 13, 18 und 21 sowie X und Y möglich. Auch molekulargenetische Untersuchung bei V. a. genetische Erkrankungen (beispielsweise Mukoviszidose) sowie in Verdachtsfällen bestimmter Infektionserkrankungen (beispielsweise Toxoplasmose)
Chorionzottenbiopsie	Bestimmung des Chromosomensatzes nach der 10. SSW. Bei dieser Methode ist eine schnelle Diagnostik (ca. 24 Std.) durch Direktpräparation der Chorionzotten möglich

11. RHEKISS – Schwangerschaftsregister

Liebe Kolleginnen und Kollegen,

wenn Sie Patientinnen mit Kinderwunsch oder in der Schwangerschaft betreuen, bitten wir Sie herzlich, am RHEKISS-Register teilzunehmen. RHEKISS ist ein bundesweites Register zur Erfassung von Schwangerschaften bei Patientinnen mit einer gesicherten entzündlich-rheumatischen Erkrankung. Das Register soll zu einer höheren Sicherheit in der Betreuung von Kinderwunsch- und schwangeren Patientinnen beitragen und die Aufklärung erleichtern – sowohl in Bezug auf die Planung von Schwangerschaften als auch zu Risiken bei ungeplant eingetretenen Schwangerschaften.

Wer kann eingeschlossen werden?

Frauen (Mindestalter 18 Jahre) mit gesicherter Diagnose und Kinderwunsch oder schwangere Patientinnen (< 20. SSW). Voraussetzung für den Einschluss ist die Information der Patientin über die Ziele und Methoden der Studie, eine schriftliche Einwilligung der Patientin in die Teilnahme an RHEKISS sowie eine gültige E-Mail-Adresse der Patientin. Der Einschluss erfolgt unabhängig von einer medikamentösen Therapie und soll nach Möglichkeit bereits bei Äußerung eines konkreten Kinderwunsches oder während des 1. Trimenon (spätestens bis zur 20. SSW) erfolgen. Die Beobachtung dauert bis zum Ende des zweiten Lebensjahres des Kindes.

Welche Krankheitsbilder werden beobachtet?

- Rheumatoide Arthritis
- Psoriasisarthritis
- Spondyloarthritis
- Juvenile idiopathische Arthritis
- M. Still/Autoinflammatorische Syndrome
- Kollagenosen
- Primäres Antiphospholipidsyndrom
- Vaskulitiden

Was wird erfasst?

- Krankheitsverlauf vor Konzeption, in der Schwangerschaft und nach der Geburt
- Verlauf/Ausgang der Schwangerschaft
- Mütterliche oder fetale Komplikationen
- Kindliche Entwicklung in den ersten beiden Lebensjahren

Wie funktioniert RHEKISS?

Die Erhebung erfolgt durch ein komfortables, datenschutzrechtlich abgesichertes elektronisches Online-Befragungssystem für Ärzte und Patienten. Der Arzt dokumentiert in der Praxis, die Patientin separat (z. B. zu Hause). Der Zeitaufwand wird durch den modularen Aufbau gering gehalten. Der Einschluss der Teilnehmerinnen erfolgt durch den behandelnden Rheumatologen.

Was benötigen Sie für den Einschluss?

1. Jeder teilnehmende Rheumatologe muss sich einmalig anmelden (mail an: rhekiss@drfz.de). Für das initiale Login sendet RHEKISS ein Einmalpasswort via Mail. Dann kann ein Wunschpasswort eingegeben werden.

2. Einschluss einer Patientin: Nach erfolgter Aufklärung und Einverständnis der Patientin wird diese durch den Rheumatologen neu angelegt. Dazu werden benötigt:

Name, Vorname, Geburtsname, Geburtsort, Geburtsdatum, Adresse und E-Mail-Adresse der Patientin (diese Daten werden für die Pseudonymisierung und zweifelsfreie Zuordnung der Teilnehmerin benötigt und bei der ersten Anmeldung erfragt!). Der Benutzername ergibt sich aus der Nennung der Email-Adresse. Die Patientin erhält danach eine Email vom Studienzentrum in der alle Informationen stehen, um sich am System anzumelden.

Beispiel „Neuer Patient"

Studienleitung: PD Dr. med. Rebecca Fischer-Betz, Düsseldorf und Dr. med. Anja Strangfeld, Berlin. RHEKISS ist ein Gemeinschaftsprojekt des Deutschen Rheuma-Forschungszentrums und der Poliklinik für Rheumatologie, Rheumazentrum Rhein-Ruhr e. V., Heinrich-Heine-Universität Düsseldorf.
Anmeldung zu RHEKISS: E-Mail: rhekiss@drfz.de
Weitere Informationen: www.rhekiss.de

12. Literatur

1. Clowse ME, Chakravarty E, Costenbader KH, Chambers C, Michaud K. Effects of infertility, pregnancy loss, and patient concerns on family size of women with rheumatoid arthritis and systemic lupus erythematosus. Arthritis Care Res (Hoboken). 2012;64(5):668–74. PMID: 22344961
2. Nelson JL, Koepsell TD, Dugowson CE, Voigt LF, Daling JR, Hansen JA. Fecundity before disease onset in women with rheumatoid arthritis. Arthritis Rheum. 1993;36(1):7–14. PMID: 8424839
3. Brouwer J, Hazes JM, Laven JS, Dolhain RJ. Fertility in women with rheumatoid arthritis: influence of disease activity and medication. Ann Rheum Dis. 2014 May 15. PMID: 24833784
4. de Man YA, Dolhain RJ, van de Geijn FE, Willemsen SP, Hazes JM. Disease activity of rheumatoid arthritis during pregnancy: results from a nationwide prospective study. Arthritis Rheum. 2008;59(9):1241–8. PMID: 18759316
5. de Man YA, Bakker-Jonges LE, Goorbergh CM, Tillemans SP, Hooijkaas H, Hazes JM, Dolhain RJ. Women with rheumatoid arthritis negative for anti-cyclic citrullinated peptide and rheumatoid factor are more likely to improve during pregnancy, whereas in autoantibody-positive women autoantibody levels are not influenced by pregnancy. Ann Rheum Dis. 2010;69(2):420–3. PMID: 19282308
6. Barrett JH, Brennan P, Fiddler M, Silman A. Breast-feeding and postpartum relapse in women with rheumatoid and inflammatory arthritis. Arthritis Rheum. 2000;43(5):1010–5. PMID: 10817553
7. Ostensen M, Aune B, Husby G. Effect of pregnancy and hormonal changes on the activity of rheumatoid arthritis. Scand J Rheumatol. 1983;12(2):69–72. PMID: 6857175
8. Wallenius M, Salvesen KÅ, Daltveit AK, Skomsvoll JF. Rheumatoid arthritis and outcomes in first and subsequent births based on data from a national birth registry. Acta Obstet Gynecol Scand. 2014;93(3):302–7. PMID: 24359405
9. Lin HC, Chen SF, Lin HC, Chen YH. Increased risk of adverse pregnancy outcomes in women with rheumatoid arthritis: a nationwide population-based study. Ann Rheum Dis. 2010;69(4):715–7. PMID: 19406733
10. Brouwer J, Laven JS, Hazes JM, Dolhain RJ. Brief Report: Miscarriages in Female Rheumatoid Arthritis Patients: Associations With Serologic Findings, Disease Activity, and Antirheumatic Drug Treatment. Arthritis Rheumatol. 2015;67(7):1738–43. PMID: 25930951
11. Wallenius M, Salvesen KÅ, Daltveit AK, Skomsvoll JF. Miscarriage and Stillbirth in Women with Rheumatoid Arthritis. J Rheumatol. 2015;42(9):1570–2. PMID: 26178278
12. Bharti B, Lee SJ, Lindsay SP, Wingard DL, Jones KL, Lemus H, Chambers CD. Disease Severity and Pregnancy Outcomes in Women with Rheumatoid Arthritis: Results from the Organization of Teratology Information Specialists Autoimmune Diseases in Pregnancy Project. J Rheumatol. 2015;42(8):1376–82. PMID: 25877497

13. Langen ES, Chakravarty EF, Liaquat M, El-Sayed YY, Druzin ML. High rate of preterm birth in pregnancies complicated by rheumatoid arthritis. Am J Perinatol. 2014;31(1):9–14. PMID: 23359233

14. de Man YA, Hazes JM, van der Heide H, Willemsen SP, de Groot CJ, Steegers EA, Dolhain RJ. Association of higher rheumatoid arthritis disease activity during pregnancy with lower birth weight: results of a national prospective study. Arthritis Rheum. 2009;60(11):3196–206. PMID: 19877045

15. Wallenius M, Skomsvoll JF, Irgens LM, Salvesen KÅ, Nordvåg BY, Koldingsnes W, Mikkelsen K, Kaufmann C, Kvien TK. Pregnancy and delivery in women with chronic inflammatory arthritides with a specific focus on first birth. Arthritis Rheum. 2011;63(6):1534–42. PMID: 21630243

16. Skomsvoll JF, Ostensen M, Irgens LM, Baste V. Perinatal outcome in pregnancies of women with connective tissue disease and inflammatory rheumatic disease in Norway. Scand J Rheumatol. 1999;28(6):352–6. PMID: 10665740

17. Nørgaard M, Larsson H, Pedersen L, Granath F, Askling J, Kieler H, Ekbom A, Sørensen HT, Stephansson O. Rheumatoid arthritis and birth outcomes: a Danish and Swedish nationwide prevalence study. J Intern Med. 2010;268(4):329–37. PMID: 20456595

18. de Steenwinkel FD, Hokken-Koelega AC, de Ridder MA, Hazes JM, Dolhain RJ. Rheumatoid arthritis during pregnancy and postnatal catch-up growth in the offspring. Arthritis Rheumatol. 2014;66(7):1705–11. PMID: 24578030

19. Chernausek SD. Update: consequences of abnormal fetal growth. J Clin Endocrinol Metab. 2012;97(3):689–95.

20. Ostensen M, Ostensen H. Ankylosing spondylitis – the female aspect. J Rheumatol. 1998;25(1):120–4. PMID: 9458214

21. Ostensen M, Fuhrer L, Mathieu R, Seitz M, Villiger PM. A prospective study of pregnant patients with rheumatoid arthritis and ankylosing spondylitis using validated clinical instruments. Ann Rheum Dis. 2004;63(10):1212–7. PMID: 15361373

22. Gromnica-Ihle E, Ostensen M. [Pregnancy in patients with rheumatoid arthritis and inflammatory spon-dylarthropathies]. Z Rheumatol. 2006;65(3):209–12, 214–6. PMID: 16670812

23. Ostensen M, Romberg O, Husby G. Ankylosing spondylitis and motherhood. Arthritis Rheum. 1982;25(2):140–3. PMID: 7066043

24. Fischer-Betz R, Wessel E, Richter J, Winkler-Rohlfing B, Willers R, Schneider M. Lupus in Germany: analysis within the German lupus self-help organization (LULA)]. Z Rheumatol. 2005;64(2):111–22. PMID: 15793677

25. Ekblom-Kullberg S, Kautiainen H, Alha P, Helve T, Leirisalo-Repo M, Julkunen H. eproductive health in women with systemic lupus erythematosus compared to population controls. Scand J Rheumatol. 2009;38(5):375–80. PMID: 19308803

26. Silva CA, Brunner HI. Gonadal functioning and preservation of reproductive fitness with juvenile systemic lupus erythematosus. Lupus. 2007;16(8):593–9. PMID: 17711894
27. Shabanova SS, Ananieva LP, Alekberova ZS, Guzov II. Ovarian function and disease activity in patients with systemic lupus erythematosus.Clin Exp Rheumatol. 2008;26(3):436–41. PMID: 18578965
28. Delesalle AS, Robin G, Provôt F, Dewailly D, Leroy-Billiard M, Peigné M. Impact of end-stage renal disease and kidney transplantation on the reproductive system. Gynecol Obstet Fertil. 2015;43(1):33–40. PMID: 25530544
29. Hickman RA, Gordon C. Causes and management of infertility in systemic lupus erythematosus. Rheumatology (Oxford). 2011;50(9):1551–8. PMID: 21652585
30. Oktem O, Guzel Y, Aksoy S, Aydin E, Urman B. Ovarian function and reproductive outcomes of female patients with systemic lupus erythematosus and the strategies to preserve their fertility. Obstet Gynecol Surv. 2015 Mar;70(3):196– 210. PMID: 25769434
31. Clowse ME. Lupus activity in pregnancy. Rheum Dis Clin North Am. 2007;33(2):237–52. Review. PMID: 17499705
32. Clowse ME, Wallace DJ, Weisman M, James A, Criscione-Schreiber LG, Pisetsky DS. Predictors of preterm birth in patients with mild systemic lupus erythematosus. Ann Rheum Dis. 2013;72:1536–9. PMID: 23361085
33. Clowse ME, Magder LS, Witter F, Petri M. The impact of increased lupus activity on obstetric outcomes. Arthritis Rheum. 2005;52(2):514–21. PMID: 15692988
34. Lê Huong D, Wechsler B, Vauthier-Brouzes D, Seebacher J, Lefèbvre G, Blétry O, Darbois Y, Godeau P, Piette JC. Outcome of planned pregnancies in systemic lupus erythematosus: a prospective study on 62 pregnancies. Br J Rheumatol. 1997;36(7):772–7. PMID: 9255112
35. Borella E, Lojacono A, Gatto M, Andreoli L, Taglietti M, Iaccarino L, Casiglia E, Punzi L, Tincani A, Doria A. Predictors of maternal and fetal complications in SLE patients: a prospective study. Immunol Res. 2014;60(2–3):170–6. PMID: 25398639
36. Clowse ME, Magder LS, Petri M. The clinical utility of measuring complement and anti-dsDNA antibodies during pregnancy in patients with systemic lupus erythematosus. J Rheumatol. 2011;38(6):1012–6. PMID: 21406496
37. Kwok LW, Tam LS, Zhu T, Leung YY, Li E. Predictors of maternal and fetal outcomes in pregnancies of patients with systemic lupus erythematosus. Lupus. 2011;20(8):829–36. PMID: 21543513
38. Buyon JP, Kim MY, Guerra MM, Laskin CA, Petri M, Lockshin MD, Sammaritano L, Branch DW, Porter TF, Sawitzke A, Merrill JT, Stephenson MD, Cohn E, Garabet L, Salmon JE. Predictors of Pregnancy Outcomes in Patients With Lupus: A Cohort Study. Ann Intern Med. 2015;163(3):153–63. PMID: 26098843

39. Clowse ME, Magder L, Witter F, Petri M. Hydroxychloroquine in lupus pregnancy. Arthritis Rheum. 2006;54(11):3640–7. PMID: 17075810
40. Jara LJ, Medina G, Cruz-Dominguez P, Navarro C, Vera-Lastra O, Saavedra MA. Risk factors of systemic lupus erythematosus flares during pregnancy. Immunol Res. 2014;60(2–3):184–92. PMID: 25391611
41. Clark CA, Spitzer KA, Laskin CA. Decrease in pregnancy loss rates in patients with systemic lupus erythematosus over a 40-year period. J Rheumatol. 2005;32(9):1709–12. PMID: 16142865
42. Chakravarty EF, Colón I, Langen ES, Nix DA, El-Sayed YY, Genovese MC, Druzin ML. Factors that predict prematurity and preeclampsia in pregnancies that are complicated by systemic lupus erythematosus. Am J Obstet Gynecol. 2005 ;192(6):1897–904. PMID: 15970846
43. Bramham K, Hunt BJ, Bewley S, Germain S, Calatayud I, Khamashta MA, Nelson-Piercy C. Pregnancy outcomes in systemic lupus erythematosus with and without previous nephritis. J Rheumatol. 2011;38(9):1906–1913. PMID: 21632681
44. Hutcheon JA, Lisonkova S, Joseph KS. Epidemiology of pre-eclampsia and the other hypertensive disorders of pregnancy. Best Pract Res Clin Obstet Gynaecol. 2011;25(4):391–403. PMID: 21333604
45. Ramsey-Goldman R, Kutzer JE, Kuller LH, Guzick D, Carpenter AB, Medsger TA Jr. Previous pregnancy outcome is an important determinant of subsequent pregnancy outcome in women with systemic lupus erythematosus. Am J Reprod Immunol. 1992;28(3–4):195–8. PMID: 1285877
46. Clowse ME, Magder LS, Witter F, Petri M. Early risk factors for pregnancy loss in lupus. Obstet Gynecol. 2006;107(2 Pt 1):293–9. PMID: 16449114
47. Chakravarty EF, Nelson L, Krishnan E. Obstetric hospitalizations in the United States for women with systemic lupus erythematosus and rheumatoid arthritis. Arthritis Rheum. 2006;54(3):899–907. PMID: 16508972
48. Ruiz-Irastorza G, Khamashta MA. Lupus and pregnancy: integrating clues from the bench and bedside. Eur J Clin Invest. 2011 Jun;41(6):672–8. PMID: 21158850
49. Bertsias GK, Tektonidou M, Amoura Z, Aringer M, Bajema I, Berden JH, Boletis J, Cervera R, Dörner T, Doria A, Ferrario F, Floege J, Houssiau FA, Ioannidis JP, Isenberg DA, Kallenberg CG, Lightstone L, Marks SD, Martini A, Moroni G, Neumann I, Praga M, Schneider M, Starra A, Tesar V, Vasconcelos C, van Vollenhoven RF, Zakharova H, Haubitz M, Gordon C, Jayne D, Boumpas DT; European League Against Rheumatism and European Renal Association-European Dialysis and Transplant Association. Joint European League Against Rheumatism and European Renal Association-European Dialysis and Transplant Association (EULAR/ERA-EDTA) recommendations for the management of adult and paediatric lupus nephritis. Ann Rheum Dis. 2012;71(11):1771–82. PMID: 22851469

50. Diav-Citrin O, Shechtman S, Halberstadt Y, Finkel-Pekarsky V, Wajnberg R, Arnon J, Di Gianantonio E, Clementi M, Ornoy A. Pregnancy outcome after in utero exposure to angiotensin converting enzyme inhibitors or angiotensin receptor blockers. Reprod Toxicol. 2011;31(4):540–5. PMID: 21338666

51. Quan A. Fetopathy associated with exposure to angiotensin converting enzyme inhibitors and angiotensin receptor antagonists. Early Hum Dev. 2006;82(1):23–8. PMID: 16427219

52. Oppermann M, Padberg S, Kayser A, Weber-Schoendorfer C, Schaefer C. Angiotensin-II receptor 1 antagonist fetopathy-risk assessment, critical time period and vena cava thrombosis as a possible new feature. Br J Clin Pharmacol. 2013;75(3):822–30. PMID: 22816796

53. Bellamy L, Casas JP, Hingorani AD, Williams DJ. Pre-eclampsia and risk of cardiovascular disease and cancer in later life: systematic review and meta-analysis. BMJ. 2007;335(7627):974. PMID: 17975258

54. Schramm AM, Clowse ME. Aspirin for prevention of preeclampsia in lupus pregnancy. Autoimmune Dis. 2014;2014:920467. PMID: 24778868

55. Bartsch E, Park AL, Kingdom JC, Ray JG. Risk threshold for starting low dose aspirin in pregnancy to prevent preeclampsia: an opportunity at a low cost. PLoS One. 2015;10(3):e0116296. PMID:25789633

56. Bond S. US Preventive Services Task Force Guideline Supports Low-Dose Aspirin for Prevention of Preeclampsia. J Midwifery Womens Health. 2015;60(2):220–4. PMID: 25782856

57. Haider BA, Olofin I, Wang M, Spiegelman D, Ezzati M, Fawzi WW; Nutrition Impact Model Study Group (anaemia). Anaemia, prenatal iron use, and risk of adverse pregnancy outcomes: systematic review and meta-analysis. BMJ. 2013;346:f3443. PMID:23794316

58. Buyon JP, Kalunian KC, Ramsey-Goldman R, Petri MA, Lockshin MD, Ruiz-Irastorza G, Khamashta M. Assessing disease activity in SLE patients during pregnancy. Lupus. 1999;8(8):677–84. PMID: 10568906

59. Lateef A, Petri M. Managing lupus patients during pregnancy. Best Pract Res Clin Rheumatol. 2013;27(3):435–47. PMID: 24238698

60. Ruiz-Irastorza G, Khamashta MA, Gordon C, Lockshin MD, Johns KR, Sammaritano L, Hughes GR. Measuring systemic lupus erythematosus activity during pregnancy: validation of the lupus activity index in pregnancy scale. Arthritis Rheum. 2004;51(1):78–82. PMID: 14872459

61. Kuo CF, Grainge MJ, Valdes AM, See LC, Luo SF, Yu KH, Zhang W, Doherty M. Familial Aggregation of Systemic Lupus Erythematosus and Coaggregation of Autoimmune Diseases in Affected Families. JAMA Intern Med. 2015 ;175(9):1518–26. PMID: 26193127

62. Buyon JP. Neonatal lupus. UpToDate online 2015. http://www.uptodateonline.com/utd/index.do [10.07.2016]

63. Levesque K, Morel N, Maltret A, Baron G, Masseau A, Orquevaux P, Piette JC, Barriere F, Le Bidois J, Fermont L, Fain O, Theulin A, Sassolas F, Pezard P, Amoura Z, Guettrot-Imbert G, Le Mercier D, Georgin-Lavialle S, Deligny C, Hachulla E, Mouthon L, Ravaud P, Villain E, Bonnet D, Costedoat-Chalumeau N; "Lupus néonatal" group; Group of collaborators. Description of 214 cases of autoimmune congenital heart block: Results of the French neonatal lupus syndrome. Autoimmun Rev. 2015;14(12):1154–60. PMID: 26284740

64. Silverman E, Jaeggi E. Non-cardiac manifestations of neonatal lupus erythematosus. Scand J Immunol. 2010;72(3):223–5. PMID: 20696019

65. Brucato A, Frassi M, Franceschini F, Cimaz R, Faden D, Pisoni MP, Muscarà M, Vignati G, Stramba-Badiale M, Catelli L, Lojacono A, Cavazzana I, Ghirardello A, Vescovi F, Gambari PF, Doria A, Meroni PL, Tincani A. Risk of congenital complete heart block in newborns of mothers with anti-Ro/SSA antibodies detected by counterimmunoelectrophoresis: a prospective study of 100 women. Arthritis Rheum. 2001;44(8):1832–5. PMID: 11508435

66. Izmirly PM, Llanos C, Lee LA, Askanase A, Kim MY, Buyon JP. Cutaneous Manifestations of Neonatal Lupus and Risk for Subsequent Congenital Heart Block. Arthritis Rheum. 2010;62(4):1153–7. PMID: 20131261

67. Eliasson H, Sonesson SE, Sharland G, Granath F, Simpson JM, Carvalho JS, Jicinska H, Tomek V, Dangel J, Zielinsky P, Respondek-Liberska M, Freund MW, Mellander M, Bartrons J, Gardiner HM; Fetal Working Group of the European Association of Pediatric Cardiology. Isolated atrioventricular block in the fetus: a retrospective, multinational, multicenter study of 175 patients. Circulation. 2011;124(18):1919–26. PMID: 21986286

68. Buyon JP, Clancy RM, Friedman DM. Cardiac manifestations of neonatal lupus erythematosus: guidelines to management, integrating clues from the bench and bedside. Nat Clin Pract Rheumatol. 2009;5(3):139–48. PMID: 19252519

69. Brito-Zerón P, Izmirly PM, Ramos-Casals M, Buyon JP, Khamashta MA. The clinical spectrum of autoimmune congenital heart block. Nat Rev Rheumatol. 2015;11(5):301–12. PMID: 25800217

70. Izmirly PM, Kim MY, Llanos C, Le PU, Guerra MM, Askanase AD, Salmon JE, Buyon JP. Evaluation of the risk of anti-SSA/Ro-SSB/La antibody-associated cardiac manifestations of neonatal lupus in fetuses of mothers with systemic lupus erythematosus exposed to hydroxychloroquine. Ann Rheum Dis. 2010;69(10):1827–30. PMID: 20447951

71. Izmirly PM, Costedoat-Chalumeau N, Pisoni CN, Khamashta MA, Kim MY, Saxena A, Friedman D, Llanos C, Piette JC, Buyon JP. Maternal use of hydroxychloroquine is associated with a reduced risk of recurrent anti-SSA/Ro-antibody-associated cardiac manifestations of neonatal lupus. Circulation. 2012;126(1):76–82. PMID: 22626746

72. Jaeggi ET, Fouron JC, Silverman ED, Ryan G, Smallhorn J, Hornberger LK. Transplacental fetal treatment improves the outcome of prenatally diagnosed complete atrioventricular block without structural heart disease. Circulation. 2004 21;110(12):1542–8. PMID: 15353508

73. Friedman DM, Kim MY, Copel JA, Llanos C, Davis C, Buyon JP. Prospective evaluation of fetuses with autoimmune-associated congenital heart block followed in the PR Interval and Dexamethasone Evaluation (PRIDE) Study. Am J Cardiol. 2009;103(8):1102–6. PMID: 19361597
74. Fesslova V, Vignati G, Brucato A, De Sanctis M, Butera G, Pisoni MP, Chiappa E, Acaia B, Meroni PL. The impact of treatment of the fetus by maternal therapy on the fetal and postnatal outcomes for fetuses diagnosed with isolated complete atrioventricular block. Cardiol Young. 2009;19(3):282–90. PMID: 19383179
75. Friedman DM, Llanos C, Izmirly PM, Brock B, Byron J, Copel J, Cummiskey K, Dooley MA, Foley J, Graves C, Hendershott C, Kates R, Komissarova EV, Miller M, Paré E, Phoon CK, Prosen T, Reisner D, Ruderman E, Samuels P, Yu JK, Kim MY, Buyon JP. Evaluation of fetuses in a study of intravenous immunoglobulin as preventive therapy for congenital heart block: Results of a multicenter, prospective, open-label clinical trial. Arthritis Rheum. 2010;62(4):1138–46. PMID: 20391423
76. Pisoni CN, Brucato A, Ruffatti A, Espinosa G, Cervera R, Belmonte-Serrano M, Sánchez-Román J, García-Hernández FG, Tincani A, Bertero MT, Doria A, Hughes GR, Khamashta MA. Failure of intravenous immunoglobulin to prevent congenital heart block: Findings of a multicenter, prospective, observational study. Arthritis Rheum. 2010;62(4):1147–52. PMID: 20131278
77. Ruiz-Irastorza G, Crowther M, Branch W, Khamashta MA. Antiphospholipid syndrome. Lancet. 2010 Oct 30;376(9751):1498–509. PMID: 20822807
78. Chighizola CB, de Jesus GR. Antiphospholipid antibodies and infertility. Lupus. 2014;23(12):1232–8. PMID: 25228713
79. Bouvier S, Cochery-Nouvellon E, Lavigne-Lissalde G, Mercier E, Marchetti T, Balducchi JP, Marès P, Gris JC. Comparative incidence of pregnancy outcomes in treated obstetric antiphospholipid syndrome: the NOH-APS observational study. Blood. 2014 Jan 16;123(3):404–13. PMID: 24200687
80. Miyakis S; Lockshin MD; Atsumi T; Branch DW; Brey RL; Cervera R; Derksen RH; DE Groot PG; Koike T; Meroni PL; Reber G; Shoenfeld Y; Tincani A; Vlachoyiannopoulos PG; Krilis SA. International consensus statement on an update of the classification criteria for definite antiphospholipid syndrome (APS). J Thromb Haemost. 2006;4(2):295–306. PMID: 16420554
81. Ruffatti A, Tonello M, Visentin MS, Bontadi A, Hoxha A, De Carolis S, Botta A, Salvi S, Nuzzo M, Rovere-Querini P, Canti V, Mosca M, Mitic G, Bertero MT, Pengo V, Boffa MC, Tincani A. Risk factors for pregnancy failure in patients with anti-phospholipid syndrome treated with conventional therapies: a multicentre, case-control study. Rheumatology (Oxford). 2011;50(9):1684–9. PMID: 21652586
82. Mankee A, Petri M, Magder LS. Lupus anticoagulant, disease activity and low complement in the first trimester are predic-tive of pregnancy loss. Lupus Sci Med. 2015;2(1):e000095. PMID: 26688740

83. Carmona F, Font J, Azulay M, Creus M, Fábregues F, Cervera R, Puerto B, Balasch J. Risk factors associated with fetal losses in treated antiphospholipid syndrome pregnancies: a multivariate analysis. Am J Reprod Immunol. 2001;46(4):274–9. PMID: 11642676
84. Empson M, Lassere M, Craig J, Scott J. Prevention of recurrent miscarriage for women with antiphospholipid antibody or lupus anticoagulant. Cochrane Database Syst Rev. 2005;(2):CD002859. PMID: 15846641
85. Hirsh J, Guyatt G, Albers GW, Harrington R, Schünemann HJ; American College of Chest Physicians. Executive summary: American College of Chest Physicians Evidence-Based Clinical Practice Guidelines (8th Edition). Chest. 2008;133(6 Suppl):71S–109S. PMID: 18574259
86. van Hoorn ME, Hague WM, van Pampus MG, Bezemer D, de Vries JI; FRUIT investigators. Low-molecular-weight heparin and aspirin in the prevention of recurrent early-onset pre-eclampsia in women with antiphospholipid antibodies: the FRUIT-RCT. Eur J Obstet Gynecol Reprod Biol. 2015;197:168–173. PMID: 26771908
87. Leroux M, Desveaux C, Parcevaux M, Julliac B, Gouyon JB, Dallay D, Pellegrin JL, Boukerrou M, Blanco P, Lazaro E. Impact of hydroxychloroquine on preterm delivery and intrauterine growth restriction in pregnant women with systemic lupus erythematosus: a descriptive cohort study. Lupus. 2015;24(13):1384–91. PMID: 26082465
88. Ramos-Casals M, Nardi N, Brito-Zerón P, Aguiló S, Gil V, Delgado G, Bové A, Font J. Atypical autoantibodies in patients with primary Sjögren syndrome: clinical characteristics and follow-up of 82 cases. Semin Arthritis Rheum. 2006;35(5):312– 21. PMID: 16616154
89. Fauchais AL, Lambert M, Launay D, Michon-Pasturel U, Queyrel V, Nguyen N, Hebbar M, Hachulla E, Devulder B, Hatron PY. Antiphospholipid antibodies in primary Sjögren's syndrome: prevalence and clinical significance in a series of 74 patients. Lupus. 2004;13(4):245–8. PMID: 15176660
90. Cervera R, García-Carrasco M, Font J, Ramos M, Reverter JC, Muñoz FJ, Miret C, Espinosa G, Ingelmo M. Antiphospholipid antibodies in primary Sjögren's syndrome: prevalence and clinical significance in a series of 80 patients. Clin Exp Rheumatol. 1997;15(4):361–5. PMID: 9272295
91. Priori R, Gattamelata A, Modesti M, Colafrancesco S, Frisenda S, Minniti A, Framarino-dei-Malatesta M, Maset M, Quartuccio L, De Vita S, Bartoloni E, Alunno A, Gerli R, Strigini F, Baldini C, Tani C, Mosca M, Bombardieri S, Valesini G. Outcome of pregnancy in Italian patients with primary Sjögren syndrome. J Rheumatol. 2013;40(7):1143–7. PMID: 23729805
92. De Carolis S1, Salvi S, Botta A, Garofalo S, Garufi C, Ferrazzani S, De Carolis MP. The impact of primary Sjogren's syndrome on pregnancy outcome: our series and review of the literature. Autoimmun Rev. 2014;13(2):103–7. PMID:24044939
93. Upala S, Yong WC, Sanguankeo A. Association between primary Sjögren's syndrome and pregnancy complications: a systematic review and meta-analysis. Clin Rheumatol. 2016 Jun 8. [Epub ahead of print] PMID: 27271701

94. Taraborelli M, Ramoni V, Brucato A, Airò P, Bajocchi G, Bellisai F, Biasi D, Blagojevic J, Canti V, Caporali R, Caramaschi P, Chiarolanza I, Codullo V, Cozzi F, Cuomo G, Cutolo M, De Santis M, De Vita S, Di Poi E, Doria A, Faggioli P, Favaro M, Ferraccioli G, Ferri C, Foti R, Gerosa A, Gerosa M, Giacuzzo S, Giani L, Giuggioli D, Imazio M, Iudici M, Iuliano A, Leonardi R, Limonta M, Lojacono A, Lubatti C, Matucci-Cerinic M, Mazzone A, Meroni M, Meroni PL, Mosca M, Motta M, Muscarà M, Nava S, Padovan M, Pagani G, Paolazzi G, Peccatori S, Ravagnani V, Riccieri V, Rosato E, Rovere-Querini P, Salsano F, Santaniello A, Scorza R, Tani C, Valentini G, Valesini G, Vanoli M, Vigone B, Zeni S, Tincani A; IMPRESS Investigators. Brief report: successful pregnancies but a higher risk of preterm births in patients with systemic sclerosis: an Italian multicenter study. Arthritis Rheum. 2012;64(6):1970–7. PMID: 22213060

95. Bendayan D, Hod M, Oron G, Sagie A, Eidelman L, Shitrit D, Kramer MR. Pregnancy outcome in patients with pulmonary arterial hypertension receiving prostacyclin therapy. Obstet Gynecol. 2005;106(5 Pt 2):1206–10. PMID: 16260574

96. Bildirici I, Shumway JB. Intravenous and inhaled epoprostenol for primary pulmonary hypertension during pregnancy and delivery. Obstet Gynecol. 2004;103(5 Pt 2):1102–5. PMID: 15121623

97. Hidaka N, Yamanaka Y, Fujita Y, Fukushima K, Wake N. Clinical manifestations of pregnancy in patients with Takayasu arteritis: experience from a single tertiary center. Arch Gynecol Obstet. 2012;285(2):377–85. PMID: 21779777

98. Mandal D, Mandal S, Dattaray C, Banerjee D, Ghosh P, Ghosh A, Panja M. Takayasu arteritis in pregnancy: an analysis from eastern India. Arch Gynecol Obstet. 2012;285(3):567–71. PMID: 21786001

99. Suri V, Aggarwal N, Keepanasseril A, Chopra S, Vijayvergiya R, Jain S. Pregnancy and Takayasu arteritis: a single centre experience from North India. J Obstet Gynaecol Res. 2010;36(3):519–24. PMID: 20598031

100. de Jesús GR, d'Oliveira IC, dos Santos FC, Rodrigues G, Klumb EM, de Jesús NR, Levy RA. Pregnancy may aggravate arterial hypertension in women with Takayasu arteritis. Isr Med Assoc J. 2012;14(12):724–8. PMID: 23393708

101. Soma-Pillay P, Adeyemo A, Suleman FE. Takayasu arteritis in pregnancy. Cardiovasc J Afr. 2015;26(1):e14–6. PMID: 25670635

102. Alpay-Kanitez N, Omma A, Erer B, Artim-Esen B, Gül A, Inanc M, Ocal L, Kamali S. Favourable pregnancy outcome in Takayasu arteritis: a single centre experience. Clin Exp Rheumatol. 2015;33(2 Suppl 89):S-7–10. PMID: 25236472

103. Tanaka H, Tanaka K, Kamiya C, Iwanaga N, Yoshimitsu J. Analysis of pregnancies in women with Takayasu arteritis: complication of Takayasu arteritis involving obstetric or cardiovascular events. J Obstet Gynaecol Res. 2014;40(9):2031–6. PMID: 25181623

104. Ishikawa K, Matsuura S.Occlusive thromboaortopathy (Takayasu's disease) and pregnancy. Clinical course and management of 33 pregnancies and deliveries. Am J Cardiol. 1982;50(6):1293–300. PMID:6128919

105. Lakhi NA, Jones J. Takayasu's arteritis in pregnancy complicated by peripartum aortic dissection. Arch Gynecol Obstet. 2010;282(1):103–6. PMID: 20020151

106. Luisiri P, Lance NJ, Curran JJ Wegener's granulomatosis in pregnancy. Arthritis Rheum. 1997;40(7):1354–60. PMID: 9214438

107. Pagnoux C, Le Guern V, Goffinet F, Diot E, Limal N, Pannier E, Warzocha U, Tsatsaris V, Dhote R, Karras A, Cohen P, Da-made R, Mouthon L, Guillevin L. Pregnancies in systemic necrotizing vasculitides: report on 12 women and their 20 preg-nancies. Rheumatology (Oxford). 2011;50(5):953–61. PMID: 21183452

108. Fredi M, Lazzaroni MG, Tani C, Ramoni V, Gerosa M, Inverardi F, Sfriso P, Caramaschi P, Andreoli L, Sinico RA, Motta M, Lojacono A, Trespidi L, Strigini F, Brucato A, Caporali R, Doria A, Guillevin L, Meroni PL, Montecucco C, Mosca M, Tincani A. Systemic vasculitis and pregnancy: A multicenter study on maternal and neonatal outcome of 65 prospectively followed pregnancies. Autoimmun Rev. 2015;14(8):686–91. PMID: 25858351

109. Sangle SR, Vounotrypidis P, Briley A, Nel L, Lutalo PM, Sanchez-Fernandez S, Chaib A, Salas-Manzanedo V, Shennan A, Khamashta MA, D'Cruz DP. Pregnancy outcome in patients with systemic vasculitis: a single-centre matched case-control study. Rheumatology (Oxford). 2015;54(9):1582–6. PMID: 25832613

110. Ben-Chetrit E. Behçet's syndrome and pregnancy: course of the disease and pregnancy outcome. Clin Exp Rheumatol. 2014;32(4 Suppl 84):S93–8. PMID: 25268664

111. Gungor AN, Kalkan G, Oguz S, Sen B, Ozoguz P, Takci Z, Sacar H, Dogan FB, Cicek D. Behcet disease and pregnancy. Clin Exp Obstet Gynecol. 2014;41(6):617–9. PMID: 25551950

112. Mainini G, Di Donna MC, Esposito E, Ercolano S, Correa R, Stradella L, Della Gala A, De Franciscis P. Pregnancy management in Behçet's disease treated with uninterrupted infliximab. Report of a case with fetal growth restriction and mini-review of the literature. Clin Exp Obstet Gynecol. 2014;41(2):205–7. Review. PMID: 24779253

113. Noel N, Wechsler B, Nizard J, Costedoat-Chalumeau N, Boutin du LT, Dommergues M, Vauthier-Brouzes D, Cacoub P, Saadoun D. Behçet's disease and pregnancy. Arthritis Rheum. 2013;65(9):2450–6. PMID: 23780828

114. Iskender C, Yasar O, Kaymak O, Yaman ST, Uygur D, Danisman N. Behçet's disease and pregnancy: a retrospective analysis of course of disease and pregnancy outcome. J Obstet Gynaecol Res. 2014;40(6):1598–602. PMID: 24888922

115. Gerfaud-Valentin M1, Hot A, Huissoud C, Durieu I, Broussolle C, Seve P. Adult-onset Still's disease and pregnancy: about ten cases and review of the literature. Rheumatol Int. 2014;34(6):867–71. PMID:23624554

116. Mok MY, Lo Y, Leung PY, Lau CS. Pregnancy outcome in patients with adult onset Still's disease. J Rheumatol. 2004 ;31(11):2307–9. PMID: 5517651

117. Le Loët X1, Daragon A, Duval C, Thomine E, Lauret P, Humbert G. Adult onset Still's disease and pregnancy. J Rheumatol. 1993;20(7):1158–61. PMID: 8371209

118. Jamilloux Y, Gerfaud-Valentin M, Henry T, Sève P. Treatment of adult-onset Still's disease: a review. Ther Clin Risk Manag. 2014;11:33–43.PMID: 25653531

119. Fischer-Betz R, Specker C, Schneider M. Successful outcome of two pregnancies in patients with adult-onset Still's disease treated with IL-1 receptor antagonist (anakinra). Clin Exp Rheumatol. 2011;29(6):1021–1023. PMID: 22153586

120. Berger CT, Recher M, Steiner U, Hauser TM. A patient's wish: anakinra in pregnancy. Ann Rheum Dis. 2009;68(11):1794–1795. PMID: 19822718

121. Chang Z, Spong CY, Jesus AA, Davis MA, Plass N, Stone DL, Chapelle D, Hoffmann P, Kastner DL, Barron K, Goldbach-Mansky RT, Stratton P. Anakinra use during pregnancy in patients with cryopyrin-associated periodic syndromes (CAPS). Arthritis Rheumatol. 2014;66(11):3227–32. PMID:25223501

122. Schaefer C, Weber-Schöndorfer C. Medikamentöse Therapie in der Schwangerschaft. Dtsch Arztebl 2005; 102(37): A-2480 / B-2087 / C-1977

123. Götestam Skorpen C, Hoeltzenbein M, Tincani A, Fischer-Betz R, Elefant E, Chambers C, da Silva J, Nelson-Piercy C, Cetin I, Costedoat-Chalumeau N, Dolhain R, Förger F, Khamashta M, Ruiz-Irastorza G, Zink A, Vencovsky J, Cutolo M, Caeyers N, Zumbühl C, Østensen M. The EULAR points to consider for use of antirheumatic drugs before pregnancy, and during pregnancy and lactation. Ann Rheum Dis. 2016;75(5):795–810. PMID: 26888948

124. Nybo Andersen AM, Wohlfahrt J, Christens P, Olsen J, Melbye M. Maternal age and fetal loss: population based register linkage study. BMJ. 2000;320(7251):1708–12. PMID:10864550

125. Micu MC, Micu R, Ostensen M. Luteinized unruptured follicle syndrome increased by inactive disease and selective cyclooxygenase 2 inhibitors in women with inflammatory arthropathies. Arthritis Care Res (Hoboken). 2011;63(9):1334–8. PMID: 21618455

126. Skomsvoll JF, Rødevand E, Koksvik HS, Salvesen KA, von Düring V, Rygnestad T, Østensen M. [Reversible infertility from nonsteroidal anti-inflammatory drugs]. Tidsskr Nor Laegeforen. 2005;125(11):1476–8. PMID: 15940311

127. Reilly CR, Cuesta-Fernandez A, Kayaleh OR. Successful gestation and delivery using clopidogrel for secondary stroke prophylaxis: a case report and literature review. Arch Gynecol Obstet. 2014;290(3):591–4. PMID: 24798936

128. van Driel D, Wesseling J, Sauer PJ, Touwen BC, van der Veer E, Heymans HS. Teratogen update: fetal effects after in utero exposure to coumarins overview of cases, follow-up findings, and pathogenesis. Teratology. 2002;66(3):127–40. PMID: 12210474

129. Schaefer C, Hannemann D, Meister R, Eléfant E, Paulus W, Vial T, Reuvers M, Robert-Gnansia E, Arnon J, De Santis M, Clementi M, Rodriguez-Pinilla E, Dolivo A, Merlob P. Vitamin K antagonists and pregnancy outcome. A multi-centre prospective study. Thromb Haemost. 2006;95(6):949–57. PMID: 16732373

130. Greer IA, Nelson-Piercy C. Low-molecular-weight heparins for thromboprophylaxis and treatment of venous thromboembolism in pregnancy: a systematic review of safety and efficacy. Blood. 2005;106(2):401–7. PMID: 15811953

131. Elsaigh E, Thachil J, Nash MJ, Tower C, Hay CR, Bullough S, Byrd L. The use of fondaparinux in pregnancy. Br J Haematol. 2015;168(5):762–4. PMID: 25270038

132. Erkan D, Aguiar CL, Andrade D, Cohen H, Cuadrado MJ, Danowski A, Levy RA, Ortel TL, Rahman A, Salmon JE, Tektonidou MG, Willis R, Lockshin MD. 14th International Congress on Antiphospholipid Antibodies: task force report on antiphospholipid syndrome treatment trends. Autoimmun Rev. 2014;13(6):685–96. PMID: 24468415

133. Park-Wyllie L, Mazzotta P, Pastuszak A, Moretti ME, Beique L, Hunnisett L, Friesen MH, Jacobson S, Kasapinovic S, Chang D, Diav-Citrin O, Chitayat D, Nulman I, Einarson TR, Koren G. Birth defects after maternal exposure to corticosteroids: prospective cohort study and meta-analysis of epidemiological studies. Teratology. 2000;62(6):385–92. PMID: 11091360

134. Bay Bjørn AM, Ehrenstein V, Hundborg HH, Nohr EA, Sørensen HT, Nørgaard M. Use of corticosteroids in early pregnancy is not associated with risk of oral clefts and other congenital malformations in offspring. Am J Ther. 2014;21(2):73–80. PMID: 23011170

135. Hviid A, Mølgaard-Nielsen D. Corticosteroid use during pregnancy and risk of orofacial clefts. CMAJ. 2011;183(7):796–804. PMID: 21482652

136. Green SB, Pappas ALEffects of maternal bisphosphonate use on fetal and neonatal outcomes. Am J Health Syst Pharm. 2014;71(23):2029–36. PMID: 25404594

137. Flint J, Panchal S, Hurrell A, van de Venne M, Gayed M, Schreiber K, Arthanari S, Cunningham J, Flanders L, Moore L, Crossley A, Purushotham N, Desai A, Piper M, Nisar M, Khamashta M, Williams D, Gordon C, Giles I; BSR and BHPR Standards, Guidelines and Audit Working Group.BSR and BHPR guideline on prescribing drugs in pregnancy and breastfeeding-Part II: analgesics and other drugs used in rheumatology practice. Rheumatology (Oxford). 2016 Jan 10. pii: kev405. PMID: 26750125

138. Bussiere JL, Pyrah I, Boyce R, Branstetter D, Loomis M, Andrews-Cleavenger D, Farman C, Elliott G, Chellman G.Reproductive toxicity of denosumab in cynomolgus monkeys. Reprod Toxicol. 2013;42:27–40. PMID: 23886817

139. Boyce RW, Varela A, Chouinard L, Bussiere JL, Chellman GJ, Ominsky MS, Pyrah IT. Infant cynomolgus monkeys exposed to denosumab in utero exhibit an osteoclast-poor osteopetrotic-like skeletal phenotype at birth and in the early postnatal period. Bone. 2014;64:314–25. PMID: 24727159

140. Sands K, Jansen R, Zaslau S, Greenwald D. Review article: the safety of therapeutic drugs in male inflammatory bowel disease patients wishing to conceive. 2015;41(9):821–34. PMID: 25752753.
141. Singh K, Jaiswal D. One-carbon metabolism, spermatogenesis, and male infertility. Reprod Sci. 2013;20(6):622–30. PMID: 23138010
142. Rahimi R, Nikfar S, Rezaie A, Abdollahi M. Pregnancy outcome in women with inflammatory bowel disease following exposure to 5-aminosalicylic acid drugs: a meta-analysis. Reprod Toxicol. 2008;25(2):271–5. PMID: 18242053
143. Viktil KK, Engeland A, Furu K. Outcomes after anti-rheumatic drug use before and during pregnancy: a cohort study among 150,000 pregnant women and expectant fathers. Scand J Rheumatol. 2012;41(3):196–201. PMID: 22401133
144. Flint J, Panchal S, Hurrell A, van de Venne M, Gayed M, Schreiber K, Arthanari S, Cunningham J, Flanders L, Moore L, Crossley A, Purushotham N, Desai A, Piper M, Nisar M, Khamashta M, Williams D, Gordon C, Giles I; BSR and BHPR Standards, Guidelines and Audit Working Group. BSR and BHPR guideline on prescribing drugs in pregnancy and breastfeeding-Part I: standard and biologic disease modifying anti-rheumatic drugs and corticosteroids. Rheumatology (Oxford). 2016 Jan 10. pii: kev404. PMID: 26750124
145. Costedoat-Chalumeau N, Amoura Z, Huong DL, Lechat P, Piette JC. Safety of hydroxychloroquine in pregnant patients with connective tissue diseases. Review of the literature. Autoimmun Rev. 2005;4(2):111–5. PMID: 15722258
146. Costedoat-Chalumeau N, Amoura Z, Duhaut P, Huong DL, Sebbough D, Wechsler B, Vauthier D, Denjoy I, Lupoglazoff JM, Piette JC. Safety of hydroxychloroquine in pregnant patients with connective tissue diseases: a study of one hundred thirty-three cases compared with a control group. Arthritis Rheum. 2003;48(11):3207–11. PMID: 14613284
147. Diav-Citrin O, Blyakhman S, Shechtman S, Ornoy A. Pregnancy outcome following in utero exposure to hydroxychloroquine: a prospective comparative observational study. Reprod Toxicol. 2013;39:58–62. PMID: 23602891
148. Osadchy A, Ratnapalan T, Koren G. Ocular toxicity in children exposed in utero to antimalarial drugs: review of the literature. J Rheumatol. 2011;38(12):2504–8. PMID: 22002012
149. Tarfaoui N, Autret-Leca E, Mazjoub S, Cissoko H, Jonville-Béra AP. [Hydroxychloroquine during pregnancy: a review of retinal toxicity in the newborns]. Therapie. 2013 Jan– Feb;68(1):43–7. PMID: 23484660
150. Levy RA, Vilela VS, Cataldo MJ, Ramos RC, Duarte JL, Tura BR, Albuquerque EM, Jesús NR. Hydroxychloroquine (HCQ) in lupus pregnancy: double-blind and placebo-controlled study. Lupus. 2001;10(6):401–4. PMID: 11434574
151. Costedoat-Chalumeau N, Amoura Z, Le Thi Huong D, Wechsler B, Piette JC. [Pleading to maintain hydroxychloroquine throughout Lupus pregnancies]. Rev Med Interne. 2005;26(6):467–9. PMID: 15936475

152. Costedoat-Chalumeau N, Dunogué B, Morel N, Le Guern V, Guettrot-Imbert G. Hydroxychloroquine: a multifaceted treatment in lupus. Presse Med. 2014;43(6 Pt 2):e167–80. PMID: 24855048

153. Hyoun SC1, Običan SG, Scialli AR. Teratogen update: methotrexate. Birth Defects Res A Clin Mol Teratol. 2012 ;94(4):187–207. PMID: 22434686

154. Østensen M, Khamashta M, Lockshin M, Parke A, Brucato A, Carp H, Doria A, Rai R, Meroni P, Cetin I, Derksen R, Branch W, Motta M, Gordon C, Ruiz-Irastorza G, Spinillo A, Friedman D, Cimaz R, Czeizel A, Piette JC, Cervera R, Levy RA, Clementi M, De Carolis S, Petri M, Shoenfeld Y, Faden D, Valesini G, Tincani A. Anti-inflammatory and immunosuppressive drugs and reproduction. Arthritis Res Ther. 2006;8(3):209. PMID: 16712713

155. Weber-Schoendorfer C, Chambers C, Wacker E, Beghin D, Bernard N; Network of French Pharmacovigilance Centers, Shechtman S, Johnson D, Cuppers-Maarschalkerweerd B, Pistelli A, Clementi M, Winterfeld U, Eleftheriou G, Pupco A, Kao K, Malm H, Elefant E, Koren G, Vial T, Ornoy A, Meister R, Schaefer C. Pregnancy outcome after methotrexate treatment for rheumatic disease prior to or during early pregnancy: a prospective multicenter cohort study. Arthritis Rheumatol. 2014 May;66(5):1101–10. PMID: 24470106

156. Thorne JC, Nadarajah T, Moretti M, Ito S. Methotrexate use in a breastfeeding patient with rheumatoid arthritis. J Rheumatol. 2014;41(11):2332. PMID: 25362724

157. Beghin D, Cournot MP, Vauzelle C, Elefant E. Paternal exposure to methotrexate and pregnancy outcomes. J Rheumatol. 2011;38(4):628–32. PMID: 21239747

158. Weber-Schoendorfer C, Hoeltzenbein M, Wacker E, Meister R, Schaefer C. No evidence for an increased risk of adverse pregnancy outcome after paternal low-dose methotrexate: an observational cohort study. Rheumatology (Oxford). 2014;53(4):757–63. PMID: 24369411

159. Wallenius M, Lie E, Daltveit AK, Salvesen KÅ, Skomsvoll JF, Kalstad S, Lexberg ÅS, Mikkelsen K, Kvien TK, Østensen M. No excess risks in offspring with paternal preconception exposure to disease-modifying antirheumatic drugs. Arthritis Rheumatol. 2015;67(1):296–301. PMID: 25418443

160. Chambers CD, Johnson DL, Robinson LK, Braddock SR, Xu R, Lopez-Jimenez J, Mirrasoul N, Salas E, Luo YJ, Jin S, Jones KL; Organization of Teratology Information Specialists Collaborative Research Group. Birth outcomes in women who have taken leflunomide during pregnancy. Arthritis Rheum. 2010;62(5):1494–503. PMID: 20131283

161. Almarzouqi M, Scarsbrook D, Klinkhoff A. Gold therapy in women planning pregnancy: outcomes in one center. J Rheumatol. 2007;34(9):1827–31. PMID: 17696276

162. Ostensen M Treatment with immunosuppressive and disease modifying drugs during pregnancy and lactation. Am J Reprod Immunol. 1992;28(3–4):148–52. PMID: 1285866

163. Both T, van Laar JA, Bonte-Mineur F, van Hagen PM, van Daele PL. [Colchicine has no negative effect on fertility and pregnancy]. Ned Tijdschr Geneeskd. 2012;156(12):A4196. PMID: 22436523

164. Cerquaglia C, Verrecchia E, Fonnesu C, Giovinale G, Marinaro A, de Socio G, Manna R. Female reproductive dysfunction in familial Mediterranean fever patients with and without colchicine treatment. Clin Exp Rheumatol. 2010;28(4 Suppl 60):S101. PMID: 20868586

165. Ben-Chetrit E, Backenroth R, Haimov-Kochman R, Pizov G. Azoospermia in familial Mediterranean fever patients: the role of colchicine and amyloidosis. Ann Rheum Dis. 1998;57(4):259–60. PMID: 9709191

166. Berkenstadt M1, Weisz B, Cuckle H, Di-Castro M, Guetta E, Barkai G. Chromosomal abnormalities and birth defects among couples with colchicine treated familial Mediterranean fever. Am J Obstet Gynecol. 2005;193(4):1513–6. PMID: 16202748

167. Diav-Citrin O, Shechtman S, Schwartz V, Avgil-Tsadok M, Finkel-Pekarsky V, Wajnberg R, Arnon J, Berkovitch M, Ornoy A. Pregnancy outcome after in utero exposure to colchicine. Am J Obstet Gynecol. 2010;203(2):144.e1–6. PMID: 20579964

168. Ben-Chetrit E, Ben-Chetrit A, Berkun Y, Ben-Chetrit E. Pregnancy outcomes in women with familial Mediterranean fever receiving colchicine: is amniocentesis justified? Arthritis Care Res (Hoboken). 2010;62(2):143–8. PMID: 20191511

169. Ben-Chetrit E, Scherrmann JM, Levy M. Colchicine in breast milk of patients with familial Mediterranean fever. Arthritis Rheum. 1996;39(7):1213–7. PMID: 8670333

170. Ben-Chetrit E, Berkun Y, Ben-Chetrit E, Ben-Chetrit A. The outcome of pregnancy in the wives of men with fa-milial mediterranean fever treated with colchicine. Semin Arthritis Rheum. 2004;34(2):549–52. PMID: 15505771

171. Hoeltzenbein M, Elefant E, Vial T, Finkel-Pekarsky V, Stephens S, Clementi M, Allignol A, Weber-Schoendorfer C, Schaefer C. Teratogenicity of mycophenolate confirmed in a prospective study of the European Network of Teratology Information Services. Am J Med Genet A. 2012;158A(3):588–96. PMID: 22319001

172. Schaefer C, Spielmann H, Vetter K, Weber-Schöndorfer C. Arzneimittel in Schwangerschaft und Stillzeit. Urban & Fischer Verlag München. 8. Auflage 2012; S. 347

173. Boumpas DT, Austin HA 3rd, Vaughan EM, Yarboro CH, Klippel JH, Balow JE. Risk for sustained amenorrhea in patients with systemic lupus erythematosus receiving intermittent pulse cyclophosphamide therapy. Ann Intern Med. 1993;119(5):366–9. PMID: 8338289

174. Houssiau FA, Vasconcelos C, D'Cruz D, Sebastiani GD, de Ramon Garrido E, Danieli MG, Abramowicz D, Blockmans D, Cauli A, Direskeneli H, Galeazzi M, Gül A, Levy Y, Petera P, Popovic R, Petrovic R, Sinico RA, Cattaneo R, Font J, Depresseux G, Cosyns JP, Cervera R. The 10-year follow-up data of the Euro-Lupus Nephritis Trial comparing low-dose and high-dose intravenous cyclophosphamide. Ann Rheum Dis. 2010;69(1):61–4. PMID: 19155235

175. Mok CC, Chan PT, To CH. Anti-müllerian hormone and ovarian reserve in systemic lupus erythematosus. Arthritis Rheum. 2013;65(1):206–10. PMID: 23044647

176. Marder W, McCune WJ, Wang L, Wing JJ, Fisseha S, McConnell DS, Christman GM, Somers EC. Adjunctive GnRH-a treatment attenuates depletion of ovarian reserve associated with cyclophosphamide therapy in premenopausal SLE patients. Gynecol Endocrinol. 2012;28(8):624–7. PMID: 22296584

177. Brunner HI, Silva CA, Reiff A, Higgins GC, Imundo L, Williams CB, Wallace CA, Aikawa NE, Nelson S, Klein-Gitelman MS, Rose SR. Randomized, double-blind, dose-escalation trial of triptorelin for ovary protection in childhood-onset systemic lupus erythematosus. Arthritis Rheumatol. 2015;67(5):1377–85. PMID: 25676588

178. Bedaiwy MA, El-Nashar SA, El Saman AM, Evers JL, Sandadi S, Desai N, Falcone T. Reproductive outcome after transplantation of ovarian tissue: a systematic review. Hum Reprod. 2008;23(12):2709–17. PMID: 18689852

179. Henes M, Henes JC, Schmalzing M, Neunhoeffer E, Rothmund R, Kötter I, Lawrenz B. Fertility preservation for young patients with autoimmune diseases and the need for cytotoxic treatment. Clinical experiences from interdisciplinary consultation]. Z Rheumatol. 2011;70(2):146–53. PMID: 21253753

180. JE, Friedman JM. Teratogen update: azathioprine and 6-mercaptopurine. Teratology. 2002;65(5):240–61. PMID: 11967923

181. Akbari M, Shah S, Velayos FS, Mahadevan U, Cheifetz AS. Systematic review and meta-analysis on the effects of thiopurines on birth outcomes from female and male patients with inflammatory bowel disease. Inflamm Bowel Dis. 2013 ;19(1):15–22. PMID: 22434610

182. Casanova MJ1, Chaparro M, Domènech E, Barreiro-de Acosta M, Bermejo F, Iglesias E, Gomollón F, Rodrigo L, Calvet X, Esteve M, García-Planella E, García-López S, Taxonera C, Calvo M, López M, Ginard D, Gómez-García M, Garrido E, Pérez-Calle JL, Beltrán B, Piqueras M, Saro C, Botella B, Dueñas C, Ponferrada A, Mañosa M, García-Sánchez V, Maté J, Gisbert JP. Safety of thiopurines and anti-TNF-α drugs during pregnancy in patients with inflammatory bowel disease. Am J Gastroenterol. 2013;108(3):433–40. PMID: 23318480

183. Christensen LA, Dahlerup JF, Nielsen MJ, Fallingborg JF, Schmiegelow K. Azathioprine treatment during lactation. Aliment Pharmacol Ther. 2008;28(10):1209–13.PMID: 18761704

184. Zelinkova Z, De Boer IP, Van Dijke MJ, Kuipers EJ, Van Der Woude CJ. Azathioprine treatment during lactation. Aliment Pharmacol Ther. 2009;30(1):90–1.PMID: 19566905

185. Angelberger S, Reinisch W, Messerschmidt A, Miehsler W, Novacek G, Vogelsang H, Dejaco C. Long-term follow-up of babies exposed to azathioprine in utero and via breastfeeding. J Crohns Colitis. 2011;5(2):95–100. PMID: 21453877

186. Teruel C, López-San Román A, Bermejo F, Taxonera C, Pérez-Calle JL, Gisbert JP, Martín-Arranz M, Ponferrada A, Van Domselaar M, Algaba A, Estellés J, López-Serrano P, Linares PM, Muriel A. Outcomes of pregnancies fathered by inflammatory bowel disease patients exposed to thiopurines. Am J Gastroenterol. 2010;105(9):2003– 8. PMID: 20700117

187. Hoeltzenbein M, Weber-Schoendorfer C, Borisch C, Allignol A, Meister R, Schaefer C. Pregnancy outcome after paternal exposure to azathioprine/6-mercaptopurine. Reprod Toxicol. 2012;34(3):364–9. PMID: 22609326

188. Paziana K, Del Monaco M, Cardonick E, Moritz M, Keller M, Smith B, Coscia L, Armenti V. Ciclosporin use during pregnancy. Drug Saf. 2013;36(5):279– 94. PMID: 23516008

189. Nulman I, Sgro M, Barrera M, Chitayat D, Cairney J, Koren G. Long-term neurodevelopment of children exposed in utero to ciclosporin after maternal renal transplant. Paediatr Drugs. 2010;12(2):113–22. PMID: 20095652

190. Constantinescu S, Pai A, Coscia LA, Davison JM, Moritz MJ, Armenti VT. Breast-feeding after transplantation. Best Pract Res Clin Obstet Gynaecol. 2014;28(8):1163–73. PMID: 25271063

191. Sass N, Sato JL, Facca TA, Gomes VA, Silva Júnior HT, Mesquita MR, Korkes HA, Oliveira LG. Tacrolimus as the first choice of immunosuppressive therapy in kidney transplantation pregnant did not reduce significantly maternal and perinatal risks. A preliminary analysis. Pregnancy Hypertens. 2015;5(1):110–1. PMID: 25787569

192. Webster P, Wardle A, Bramham K, Webster L, Nelson-Piercy C, Lightstone L. Tacrolimus is an effective treatment for lupus nephritis in pregnancy. Lupus. 2014;23(11):1192–6. PMID: 24928830

193. Nevers W, Pupco A, Koren G, Bozzo P. Safety of tacrolimus in pregnancy. Can Fam Physician. 2014;60(10):905–6. PMID: 25316742

194. Fachinformation zu Otezla®. Celgene, Stand Januar 2015 (05.07.2016)

195. Marren A, Chen Y, FrazierD, Geier J. Pregnancy Outcomes in the Tofacitinib RA Safety Database through April 2014. ACR meeting 2014. Abstract 1908

196. Sarvas H, Seppälä I, Kurikka S, Siegberg R, Mäkelä O. Half-life of the maternal IgG1 allotype in infants. J Clin Immunol. 1993;13(2):145–51.PMID: 8320311

197. Desai RJ, Huybrechts KF, Bateman BT, Hernandez-Diaz S, Mogun H, Gopalakrishnan C, Patorno E, Kim SC. Brief Report: Patterns and Secular Trends in Use of Immunomodulatory Agents During Pregnancy in Women With Rheumatic Conditions. Arthritis Rheumatol. 2016;68(5):1183–9. PMID: 26606742

198. Østensen M, Lockshin M, Doria A, Valesini G, Meroni P, Gordon C, Brucato A, Tincani A. Update on safety during pregnancy of biological agents and some immunosuppressive anti-rheumatic drugs. Rheumatology (Oxford). 2008;47 Suppl 3:iii28–31. PMID: 18504282

199. Chambers CD, Johnson DL. Emerging data on the use of anti-tumor necrosis factor-alpha medications in pregnancy. Birth Defects Res A Clin Mol Teratol. 2012;94(8):607–11.PMID: 22786755

200. Williams M, Chakravarty EF. Rheumatoid arthritis and pregnancy: impediments to optimal management of both biologic use before, during and after pregnancy. Curr Opin Rheumatol. 2014;26(3):341–6. PMID: 24663107

201. Weber-Schoendorfer C, Oppermann M, Wacker E, Bernard N; network of French pharmacovigilance centres, Beghin D, Cuppers-Maarschalkerweerd B, Richardson JL, Rothuizen LE, Pistelli A, Malm H, Eleftheriou G, Kennedy D, Kadioglu Duman M, Meister R, Schaefer C. Pregnancy outcome after TNF-αinhibitor therapy during the first trimester: a prospective multicentre cohort study. Br J Clin Pharmacol. 2015;80(4):727–39. PMID: 25808588

202. Pfizer. Fachinformation Enbrel 25 mg Fertigspritze [01.06.2016] https://www.pfizermed.de/medikamente/medikamente-a-bis-z/enbrelr-2550-mg-fertigspritze.htm.

203. Bröms G, Granath F, Ekbom A, Hellgren K, Pedersen L, Sørensen HT, et al. Low Risk of Birth Defects for Infants Whose Mothers Are Treated With Anti-Tumor Necrosis Factor Agents During Pregnancy. Clin Gastroenterol Hepatol. 2016;14(2):234–41. PMID: 26375613

204. Mahadevan U, Wolf DC, Dubinsky M, Cortot A, Lee SD, Siegel CA, Ullman T, Glover S, Valentine JF, Rubin DT, Miller J, Abreu MT.Placental transfer of anti-tumor necrosis factor agents in pregnant patients with inflammatory bowel disease. Clin Gastroenterol Hepatol. 2013;11(3):286–92. PMID: 23200982

205. Ostensen M. Safety issues of biologics in pregnant patients with rheumatic diseases. Ann N Y Acad Sci. 2014;1317:32–8. PMID: 24840548

206. Puchner R, Danninger K, Puchner A, Pieringer H. Impact of TNF-blocking agents on male sperm characteristics and pregnancy outcomes in fathers exposed to TNF-blocking agents at time of conception. Clin Exp Rheumatol. 2012 ;30(5):765–7. PMID: 22935608

207. Villiger PM, Caliezi G, Cottin V, Förger F, Senn A, Østensen M. Effects of TNF antagonists on sperm characteristics in pa-tients with spondyloarthritis. Ann Rheum Dis. 2010;69(10):1842–4. PMID:20610443

208. Micu MC, Micu R, Surd S, Gîrlovanu M, Bolboacă SD, Ostensen M. TNF-α inhibitors do not impair sperm quality in males with ankylosing spondylitis after short-term or long-term treatment. Rheumatology (Oxford). 2014;53(7):1250–5. PMID: 24599921

209. Ramonda R, Foresta C, Ortolan A, Bertoldo A, Oliviero F, Lorenzin M, Pizzol D, Punzi L, Garolla A. Influence of tumor necrosis factor α inhibitors on testicular function and semen in spondyloarthritis patients. Fertil Steril. 2014;101(2):359–65. PMID: 24332378

210. Weber-Schoendorfer C, Schaefer C. Pregnancy outcome after tocilizumab therapy in early pregnancy-a case series from the German Embryotox Pharmacovigilance Center. Reprod Toxicol. 2016;60:29–32. PMID: 26806369

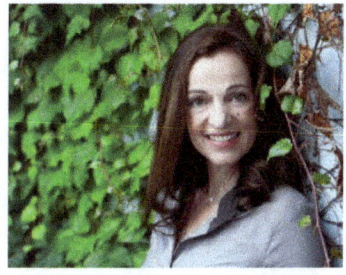

Priv.-Doz. Dr. med. Rebecca Fischer-Betz
Rheumazentrum Rhein-Ruhr e. V.
Ltd. Oberärztin der Poliklinik für Rheumatologie,
Heinrich-Heine-Universität
Moorenstr. 5 • 40225 Düsseldorf

rebecca.fischer@med.uni-duesseldorf.de

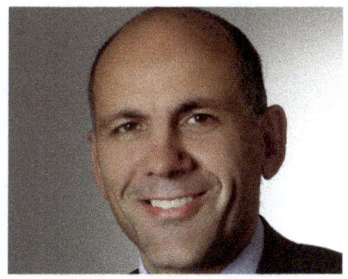

Prof. Dr. med. Christof Specker
Rheumazentrum Rhein-Ruhr e. V.
Direktor der Klinik für
Rheumatologie & Klinische Immunologie
St. Josef Krankenhaus / Universitätsklinikum Essen
Propsteistr. 2 • 45239 Essen

christof.specker@sjk.uk-essen.de

Herausgeber
Das Rheumazentrum Rhein-Ruhr e. V. (www.rz-rhein-ruhr.de) ist eine Vereinigung aus internistischen und orthopädischen Rheumatologen rund um das Universitätsklinikum Düsseldorf und einer Reihe weiterer renommierter Rheumakliniken und Fachpraxen. Unser gemeinsames Ziel ist die bestmögliche Versorgung unserer Patienten in der Region Rhein-Ruhr.

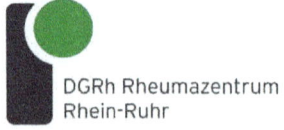

DGRh Rheumazentrum
Rhein-Ruhr

www.ingramcontent.com/pod-product-compliance
Lightning Source LLC
Chambersburg PA
CBHW070615170426
43200CB00012B/2694